Jedes Jahr im August nimmt Ana Magdalena Bach die Fähre zu einer Karibikinsel, um das Grab ihrer Mutter zu besuchen. Sie legt einen Gladiolenstrauß nieder, bezieht ein Zimmer in einem Touristenhotel und bestellt sich einen Käse-Schinken-Toast an der Bar. Aber dieses Jahr wird sie von einem Mann zu einem Drink eingeladen. Sie vergisst ihre Prinzipien und die eheliche Treue, als sie auf die Avancen eingeht und den Unbekannten mit auf ihr Zimmer nimmt. Ein Jahr später kehrt sie erwartungsvoll auf die Insel zurück.
Mit »Wir sehen uns im August« hat der Weltautor Gabriel García Márquez ein kleines Kunstwerk hinterlassen, das nicht nur die treue Leserschaft dieses Autors begeistern wird.

Gabriel García Márquez, geboren 1927 in Aracataca, Kolumbien, gilt als einer der bedeutendsten und erfolgreichsten Schriftsteller der Welt. Sein Roman »Hundert Jahre Einsamkeit« wurde 1982 mit dem Nobelpreis für Literatur ausgezeichnet. Gabriel García Márquez hat ein umfangreiches erzählerisches und journalistisches Werk vorgelegt. Er starb am 17. April 2014 in Mexiko City.

Dagmar Ploetz, geboren 1946 in Herrsching, lebt als Übersetzerin aus dem Spanischen in München. Sie ist durch ihre Übersetzungen von Isabel Allende, Rafael Chirbes, Juan Marsé und vor allem Gabriel García Márquez bekannt, über den sie 2010 eine Biographie veröffentlich hat.

Weitere Informationen finden Sie auf www.fischerverlage.de

Gabriel
García
Márquez

Wir sehen uns im August

Roman

Aus dem Spanischen von Dagmar Ploetz

FISCHER
TASCHENBUCH

FSC
www.fsc.org
MIX
Papier | Fördert gute Waldnutzung
FSC® C083411

Erschienen bei FISCHER Taschenbuch
Frankfurt am Main, 2025

Die Originalausgabe erschien 2024 unter dem Titel
»En agosto nos vemos« bei Literatura Random House.

Lizenzausgabe mit freundlicher Genehmigung des Verlags
Kiepenheuer & Witsch GmbH & Co. KG, Köln

Druck und Bindung: CPI books GmbH, Leck
ISBN 978-3-596-71194-9

Kontaktadresse nach EU-Produktsicherheitsverordnung:
produktsicherheit@fischerverlage.de

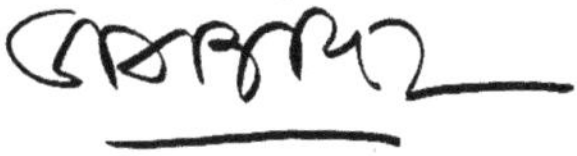

Vorwort

Der Gedächtnisverlust, unter dem unser Vater in seinen letzten Jahren litt, traf, wie man sich vorstellen kann, uns alle sehr hart. Vor allem für ihn war die Tatsache, dass dieser Verlust ihn daran hinderte, mit der gewohnten Sorgfalt und Stringenz zu schreiben, eine Quelle des Ärgers und der Verzweiflung. Er hat es uns einmal mit der Klarheit und Genauigkeit eines großen Schriftstellers gesagt: »Die Erinnerung ist zugleich mein Rohstoff und mein Werkzeug. Ohne sie ist alles dahin.«

Wir sehen uns im August ist das Ergebnis einer letzten Anstrengung, auch gegen Wind und Wetter weiterhin schöpferisch tätig zu sein. Der Schreibprozess war ein Wettlauf zwischen dem Perfektionismus des Sprachkünstlers und seinen schwindenden geistigen Kräften. Das lange Hin und Her der vielen Textversionen beschreibt unser Freund Cristóbal Pera in seinen Anmerkungen zu dieser Ausgabe sehr viel besser, als wir es könnten. Wir kannten damals nur Gabos abschließendes Urteil: »Dieses Buch taugt nichts. Es muss vernichtet werden.«

Wir haben es nicht vernichtet, wir haben es beiseitegelegt – in der Hoffnung, dass die Zeit darüber entscheidet, was zu tun ist. Fast zehn Jahre nach seinem Tod haben wir den Text erneut gelesen und entdeckt, dass er sehr viel und viel Genussreiches zu bieten hat. In der Tat fehlt ihm der Feinschliff von Gabos großen Büchern, er weist ein paar Stolperstellen und gewisse Unstimmigkeiten auf, nichts jedoch, was daran hindern würde, auch hier zu genießen, was Gabos Werk auszeichnet: seine Erfindungskraft, die Poesie der Sprache, das fesselnde Erzählen, sein Menschenbild und die Zuneigung, mit der er sich den Erlebnissen seiner Figuren und deren Missgeschicken, insbesondere in der Liebe, widmet. Die Liebe – vielleicht das zentrale Thema seines gesamten Werks.

Da wir das Buch nun sehr viel besser fanden als erinnerlich, kamen wir auf einen neuen Gedanken: Ebendie eingeschränkten Fähigkeiten, die unserem Vater nicht erlaubten, das Buch zu einem Ende zu bringen, hinderten ihn auch daran zu erfassen, wie gut es ungeachtet seiner kleinen Mängel war. Es war ein Akt des Verrats, als wir beschlossen, über alle anderen Erwägungen die Freude seiner Leser zu stellen. Wenn es ihnen gefällt, wird Gabo uns womöglich verzeihen.

Rodrigo und Gonzalo García Barcha

I

AM 16. AUGUST NACHMITTAGS kam sie mit der Drei-Uhr-Fähre wieder einmal auf die Insel. Sie trug Jeans, eine Bluse im Schottenkaro, einfache, flache Schuhe ohne Strümpfe, einen Sonnenschirm aus Satin, ihre Handtasche und als einziges Gepäck ein Köfferchen. Vor der Schlange der Taxis am Kai steuerte sie direkt auf ein altes, vom Meersalz angefressenes Modell zu. Der Chauffeur begrüßte sie wie ein alter Freund und fuhr sie holpernd durch den ärmlichen Ort mit seinen Häusern aus Rohr und Lehm, den mit Palmwedeln gedeckten Dächern und dem glühenden Sand der Straßen vor einem Meer in Flammen. Der Fahrer musste zickzack fahren, um den unerschrockenen Schweinen und den nackten Kindern, die ihn mit Torero-Finten neckten, auszuweichen. Am Ende des Dorfes bog er in eine Allee aus Königspalmen, an der die Strände und die Touristenhotels zwischen dem offenen Meer und einer von blauen Reihern bevölkerten Lagune lagen. Endlich hielt er vor dem ältesten und schäbigsten Hotel.

Der Concierge wartete mit dem Schlüssel für das einzige auf die Lagune hinausgehende Zimmer des zweiten Stocks und dem ausgefüllten Anmeldebogen, den sie nur noch unterschreiben musste. Sie sprang die Treppe hinauf und betrat das einfache Zimmer, das fast völlig von dem riesigen Ehebett eingenommen war und nach frischem Insektenspray roch. Aus ihrer Tasche zog sie ein Necessaire aus Ziegenleder und legte auf den Nachttisch ein aufzuschneidendes Buch, in dem ein elfenbeinerner Brieföffner eine Seite markierte. Sie holte ein rosaseidenes Nachthemd heraus und schob es unter das

Kopfkissen. Dann nahm sie ein mit tropischen Vögeln bedrucktes Seidentuch aus der Tasche, eine weiße kurzärmelige Bluse und ein paar alte Tennisschuhe und brachte alles ins Badezimmer.

Bevor sie sich frisch machte, nahm sie den Ehering ab und die Männeruhr, die sie am rechten Arm trug, und legte beides auf die Ablage über dem Waschbecken, spülte sich dann mit schnellen Bewegungen Wasser ins Gesicht, um den Staub der Fahrt abzuwaschen und die Siestamüdigkeit zu vertreiben. Nachdem sie sich abgetrocknet hatte, griff sie prüfend nach ihren Brüsten, die trotz der beiden Geburten rund und hoheitsvoll waren. Sie zog ihre Wangen mit den Handkanten nach hinten, zur Erinnerung daran, wie sie jung ausgesehen hatte. Über die Falten am Hals ging sie hinweg, da war eh nichts mehr zu machen, und wandte sich ihren makellosen, nach dem Mittagessen auf der Fähre frisch geputzten Zähnen zu. Sie rieb mit dem Deodorant die sauber rasierten Achseln ein und zog sich die Bluse aus kühler Baumwolle mit den auf die Tasche gestickten Initialen AMB an. Sie bürstete ihr bis zur Schulter reichendes indianisch glattes Haar, band es mit dem seidenen Vogeltuch zu einem Pferdeschwanz zusammen. Zum Schluss strich sie sich mit einem einfachen Vaselinstift über die trockenen Lippen, leckte die Zeigefinger an und glättete ihre zusammengewachsenen Brauen, tupfte sich das Duftwasser *Orienthölzer* hinter das eine und das andere Ohr und stellte sich schließlich ihrem Spiegelbild einer herbstlichen Frau und Mutter. Die Haut ohne jede Spur von Kosmetik hatte die Farbe und die Textur von Melasse, und ihre Topasaugen mit den dunklen portugiesischen Lidern waren wunderschön. Sie prüfte sich gründlich, urteilte ohne Erbarmen und fand sich fast so gut, wie sie sich fühlte. Erst als sie Ring und Uhr wieder anlegte, merkte sie, dass es schon spät war: nur noch sechs Minuten vor vier, trotzdem gönnte sie sich eine Minute der Nostalgie und betrachtete die Reiher, die reglos im Gleitflug über die glühende Hitze der Lagune strichen.

Das Taxi wartete unter den Bananenstauden am Eingang auf sie. Ohne Anweisungen abzuwarten, startete es und fuhr die Palmenallee bis zu einer Lichtung zwischen den Hotels, wo im Freien der lokale Markt stattfand, und hielt vor einem Blumenstand. Eine massige Schwarze, die auf einer Strandliege dämmerte, schreckte auf, erkannte die Frau auf dem Rücksitz des Wagens und übergab unter Gelächter und Geplapper den Gladiolenstrauß, den sie für sie bestellt hatte. Ein paar Straßen weiter bog das Taxi in einen kaum befahrbaren Weg, der über einen Felskamm mit spitzen Steinen führte. Durch die vor Hitze kristallisierte Luft sah man aufs offene karibische Meer, sah die Ausflugsyachten, aufgereiht am Touristenkai, die Vier-Uhr-Fähre, die zur Stadt zurückkehrte. Auf dem Gipfel des Hügels lag der armselige Friedhof. Ohne Mühe stieß sie das rostige Tor auf und betrat mit ihrem Blumenstrauß den Pfad, der durch die in Unkraut ertrunkenen Grabhügel führte. In der Mitte stand ein ausladender Ceibabaum, an dem orientierte sie sich, um das Grab ihrer Mutter zu finden. Die spitzen Steine taten durch die aufgeheizten Gummisohlen weh, und die grobe Sonne drang durch die Seide des Sonnenschirms. Ein Leguan tauchte aus dem Gestrüpp auf, verharrte reglos vor ihr, musterte sie einen Augenblick und floh dann in Panik.

Sie zog einen Gartenhandschuh aus ihrer Tasche, streifte ihn über und musste erst drei Grabsteine säubern, bis sie den gelblichen Marmor mit dem Namen ihrer Mutter und dem Todesdatum vor acht Jahren freigelegt hatte.

An jedem 16. August wiederholte sie diese Reise, zur gleichen Zeit, mit demselben Taxi und derselben Blumenfrau, unter der brennenden Sonne desselben ärmlichen Friedhofs, um einen Strauß frischer Gladiolen auf das Grab ihrer Mutter zu legen. Danach hatte sie nichts mehr zu tun bis neun Uhr am nächsten Morgen, wenn die erste Fähre zurückfuhr.

Sie hieß Ana Magdalena Bach, war sechsundvierzig Jahre alt und siebenundzwanzig Jahre glücklich verheiratet mit einem Mann, den sie liebte und der sie liebte, den sie geheiratet hatte, ohne das Studium der Künste und Literatur beendet zu haben, noch als Jungfrau und ohne vorherige Liebeleien. Ihre Mutter war eine berühmte Montessori-Grundschullehrerin gewesen, die, trotz aller Verdienste, bis zu ihrem letzten Atemzug nichts anderes als Lehrerin hatte sein wollen. Von ihr hatte Ana Magdalena das Leuchten der goldenen Augen geerbt, die Tugend der wenigen Worte und die Klugheit, ihr Temperament zu zügeln. Sie kam aus einer Musikerfamilie. Ihr Vater war Klavierlehrer und vierzig Jahre lang Direktor des Konservatoriums der Provinz gewesen. Ihr Mann, ebenfalls Sohn von Musikern und selbst Dirigent, wurde sein Nachfolger. Sie hatten einen vorbildlichen Sohn, der mit zweiundzwanzig das erste Cello des Nationalen Symphonie Orchesters spielte und von Mstislaw Leopoldowitsch Rostropowitsch bei einer privaten Vorstellung beklatscht worden war. Die achtzehnjährige Tochter hingegen spielte mit einer geradezu genialischen Leichtigkeit jedwedes Instrument nach dem Gehör, was ihr aber nur als Vorwand diente, um nicht zu Hause zu schlafen. Sie hatte eine fröhliche Liebschaft mit einem hervorragenden Jazztrompeter, wollte jedoch entgegen den Erwartungen ihrer Eltern in den Orden der Unbeschuhten Karmelitinnen eintreten.

Den Wunsch, auf der Insel begraben zu werden, hatte ihre Mutter drei Tage vor ihrem Tod geäußert. Ana Magdalena wollte zur Beerdigung fahren, doch das hielt niemand für vernünftig, da nicht einmal sie selbst glaubte, den Schmerz überleben zu können. Ihr Vater nahm sie am ersten Jahrestag mit auf die Insel, um den Stein zu setzen, der auf das Grab gehörte. Die fast vier Stunden dauernde Überfahrt in einem Kanu mit Außenbordmotor auf einem durchgehend aufgewühlten Meer versetzte sie in Angst und Schrecken. Sie bewunderte die Strände aus goldenem Mehl gleich am Rand des unberührten Urwalds, das Gekreisch der Vögel und den gespensterhaften Flug der Reiher über dem ruhigen Wasser der inneren Lagune. Traurig machte sie das Elend des Dorfes, wo man auf Hängematten, die an zwei Kokospalmen befestigt waren, im Freien schlafen musste, obgleich dies der Geburtsort eines Dichters und eines großsprecherischen Senators war, der fast Präsident der Republik geworden wäre. Sie war erschüttert von der Menge schwarzer Fischer mit verkrüppeltem Arm wegen einer vorzeitigen

Explosion der Dynamitstäbe. Vor allem aber verstand sie den Wunsch der Mutter, als sie das Leuchten der Welt von der Höhe des Friedhofs aus sah. Es war der einzige einsame Platz, an dem sie sich nicht einsam fühlen konnte. Da fasste Ana Magdalena Bach den Vorsatz, die Mutter dort zu lassen und jedes Jahr einen Gladiolenstrauß auf ihr Grab zu legen.

August war der Monat der großen Hitze und der wahnsinnigen Wolkenbrüche, aber sie verstand das als eine der Bußen, denen sie sich auf jeden Fall unterziehen musste, und zwar immer allein. Nur einmal wurde sie schwach angesichts der inständigen Bitten ihrer Kinder, die das Grab der Großmutter kennenlernen wollten, doch die Natur rächte sich mit einer grauenvollen Überfahrt. Das Motorboot legte trotz des Platzregens ab, um nicht auf der Fahrt von der Dunkelheit überrascht zu werden, die Kinder wurden seekrank und kamen völlig erledigt und verschreckt an. Zum Glück konnten sie damals in dem ersten Tourismushotel übernachten, das der Senator in seinem Namen mit Staatsgeldern gebaut hatte.

Ana Magdalena Bach hatte Jahr für Jahr die Klippen aus Glas wachsen und wuchern sehen, während das Dorf verarmte. Die Motorboote wurden zugunsten der Fähren ausgemustert. Die Überfahrt dauerte weiterhin vier Stunden, aber die Räume waren klimatisiert, es gab eine Kapelle und leichte Mädchen. Nur sie besuchte weiterhin das Dorf mit pünktlicher Routine.

Sie kehrte ins Hotel zurück, legte sich aufs Bett, nur mit ihrem Spitzenslip bekleidet, und nahm an der vom Brieföffner gekennzeichneten Stelle die Lektüre des Buches wieder auf, über ihr die Flügel des Deckenventilators, die aber nur die Hitze umwühlten. Das Buch war *Dracula* von Bram Stoker. Sie hatte mit der Inbrunst für ein Meisterwerk die erste Hälfte auf der Fähre gelesen. Nun schlief sie mit dem Buch auf der Brust ein und wachte zwei Stunden später in der Finsternis auf, schweißnass und mit einem Mordshunger.

Die Bar des Hotels war bis zehn Uhr abends geöffnet, also ging sie hinunter, um dort irgendetwas zu essen. Sie bemerkte mehr Gäste als sonst zu dieser Stunde, und der Kellner schien ihr auch nicht der alte zu sein. Um nicht fehlzugehen, bestellte sie denselben Käse-Schinken-Toast wie in den früheren Jahren, dazu Milchkaffee. Während sie darauf wartete, fiel ihr auf, dass sie von den gleichen älteren Touristen umgeben war wie zu den Zeiten, als dies das einzige Hotel gewesen war. Ein kleines schwarzes Mädchen sang traurige Boleros, und derselbe Agustín Romero, nun schon alt und blind, begleitete sie hingebungsvoll auf ebenjenem hinfälligen Klavier von der Eröffnungsfeier.

Sie beeilte sich mit dem Essen, setzte sich über die Peinlichkeit, alleine dort zu sitzen, hinweg und fühlte sich wohl bei der Musik, die sanft und beruhigend war, und das Mädchen konnte singen. Als sie fertig war, saßen nur noch drei Paare an entfernter stehenden Tischen, genau vor ihr jedoch saß ein auffallender Mann, den sie nicht hatte hereinkommen sehen. Er war in weißes Leinen gekleidet, sein Haar glänzte metallisch. Auf dem Tisch hatte er eine Flasche Brandy stehen, ein halb leeres Glas, und er schien allein auf der Welt zu sein.

Das Klavier begann Debussys *Clair de Lune* in einer wagemutigen Bolero-Bearbeitung zu spielen, und die junge Sängerin sang voller Hingabe. Ergriffen bestellte Ana Magdalena Bach einen Gin mit Eis und Soda, das einzige alkoholische Getränk, das sie gut vertrug. Die Welt veränderte sich mit dem ersten Schluck. Sie fühlte sich frech, fröhlich, zu allem fähig und verschönt durch die heilige Mischung von Musik und Gin. Sie meinte, der Mann gegenüber habe sie nicht gesehen, ertappte ihn, als sie das zweite Mal hinsah, aber dabei, wie er sie betrachtete. Er errötete. Sie hielt seinem Blick stand, und er sah auf seine Taschenuhr. Beunruhigt steckte er sie wieder ein, schenkte sich noch ein Glas ein, schaute zur Eingangstür, verwirrt, sich bereits dessen bewusst, dass sie ihn erbarmungslos beobachtete. Daraufhin blickte er sie direkt an. Sie lächelte ihm zu, und er grüßte mit einer leichten Neigung des Kopfes.

»Darf ich Sie zu einem Glas einladen?«, fragte er.

»Es wäre mir ein Vergnügen«, sagte sie.

Er kam an ihren Tisch und schenkte ihr

formvollendet ein Glas ein, »Auf Ihr Wohl«, sagte er. Sie hob das Glas, und beide leerten ihre Gläser in einem Zug. Er verschluckte sich, und der Husten schüttelte seinen ganzen Körper, bis sein Gesicht in Tränen gebadet war. Sie schwiegen längere Zeit, dann trocknete er die Tränen mit einem nach Lavendel duftenden Taschentuch und gewann die Stimme zurück. Sie wagte es, danach zu fragen, ob er nicht jemanden erwarte.

»Nein«, sagte er, »das war eine wichtige Angelegenheit, ist es aber nicht mehr.«

Sie fragte mit einem aufgesetzten Ausdruck von Ungläubigkeit: »Geschäfte?« Er antwortete: »Für anderes tauge ich nicht mehr.« Sagte es aber in dem Ton, den Männer anschlagen, wenn sie wollen, dass man ihnen nicht glaubt. Sie kam ihm entgegen und legte, wie eine echte Plebejerin, noch eins drauf, was ihrem Wesen eigentlich nicht entsprach, tat es jedoch wohl bemessen:

»Vielleicht bei Ihnen zu Hause.«

So fütterte sie ihn mit feinem Gespür an, bis sie ihn in ein banales Gespräch verstrickt hatte.

Sie spielte, sein Alter zu erraten, und schätzte ihn ein Jahr älter, als er war: sechsundvierzig. Sie wollte sein Herkunftsland vom Akzent her erraten und traf es beim dritten Mal: US-Gringo hispanischer Abstammung. Sie wollte seinen Beruf erraten, und er kam ihrem zweiten Versuch zuvor, sagte, er sei Bauingenieur, wobei sie einen Trick argwöhnte, der verhindern sollte, dass sie auf die Wahrheit kam.

Sie sprachen über die Kühnheit, ein Stück von Debussy in einen Bolero zu verwandeln, was er nicht bemerkt hatte. Zweifellos hatte er bemerkt, dass sie sich mit Musik auskannte, er hingegen war über die *Blaue Donau* nicht hinausgekommen. Sie erzählte ihm, dass sie gerade *Dracula* von Stoker lese. Er hatte das Buch in der Schule gelesen und war immer noch beeindruckt von der Passage mit dem Grafen, der in einen Hund verwandelt in London das Schiff verlässt. Sie fand das auch großartig und verstand nicht, warum Francis Ford Coppola diese Szene in seinem unvergesslichen Film geändert hatte. Beim zweiten Schluck spürte sie, dass der Brandy sich in irgendeinem Teil ihres Herzens mit dem Gin getroffen hatte, und sie musste sich konzentrieren, um nicht den Kopf zu verlieren. Um elf hörte die Musik auf, und das Orchester wartete nur noch darauf, dass sie gingen, um den Saal zu schließen.

Inzwischen kannte sie ihn, als hätte sie schon immer mit ihm zusammengelebt. Sie wusste, dass er gepflegt war und makellos gekleidet, tumbe Hände hatte, was der farblose Lack auf den Nägeln betonte, und ein gutes und zaghaftes Herz. Sie bemerkte, dass ihn ihre großen gelben Augen befangen machten, und wandte sie nicht von ihm ab. Und dann fühlte sie sich stark genug, den Schritt zu tun, der ihr in ihrem ganzen Leben nicht einmal im Traum eingefallen wäre, und sie tat ihn ungeniert.

»Gehen wir hinauf?«

Er hatte nicht mehr das Heft in der Hand.

»Ich wohne nicht hier«, sagte er.

Sie fiel ihm ins Wort, sagte »Ich aber« und stand auf, schüttelte gerade mal ihren Kopf, um ihn zurechtzurücken. »Zweiter Stock, Zimmer zweihundertdrei, rechts von der Treppe. Nicht klopfen, nur die Tür aufdrücken.«

Mit der köstlichen Angst, die sie seit ihrer Hochzeitsnacht nicht wieder verspürt hatte, stieg sie die Treppe hoch. Sie schaltete den Ventilator, aber nicht das Licht an, entkleidete sich, ohne stehen zu bleiben, und ließ die Wäsche auf den Boden fallen, eine Spur von der Tür bis zum Bad. Als sie die Lampe über dem Waschbecken anknipste, musste sie die Augen schließen und tief Luft holen, um ihre Atmung und das Zittern ihrer Hände unter Kontrolle zu bekommen. Hastig wusch sie ihr Geschlecht, die Achseln und die vom Gummi der Schuhe aufgeweichten Zehen, denn sie hatte trotz des schwitzigen Nachmittags erst am nächsten Tag duschen wollen. Zum Zähneputzen blieb keine Zeit, und so nahm sie einen kleinen Klacks Zahnpasta auf die Zunge und ging zurück ins Zimmer, das kaum von dem schrägen Licht über dem Toilettenspiegel erhellt wurde.

Sie wartete nicht darauf, dass ihr Gast die Tür aufdrückte, sondern öffnete sie von innen, als sie ihn kommen hörte. Er erschrak, aber sie gab ihm keine weitere Zeit in der Dunkelheit, zog ihm mit energischen Griffen das Jackett vom Leib, die Krawatte, das Hemd und warf alles über die Schulter hinweg zu Boden. Während sie das tat, sättigte sich die Luft mit einem zarten Lavendelduft. Zu Anfang wollte der Mann ihr helfen, aber sie war schneller. Als sie ihn bis zur Taille nackt hatte, setzte sie ihn aufs Bett und kniete nieder, um ihm Schuhe und Strümpfe auszuziehen. Derweil löste er die Gürtelschnalle und knöpfte den Hosenschlitz auf, sodass sie nur noch an den Hosenbeinen ziehen musste. Keiner von beiden kümmerte sich um die Schlüssel und die Geldscheine und die Münzen und das Taschenmesser, alles rollte über den Boden. Zuletzt half sie ihm, die Unterhose die Beine runterzustreifen und stellte fest, dass er nicht so gut ausgestattet war wie ihr Mann, der einzige erwachsene Mann, den sie nackt kannte, aber der hier zeigte sich ruhig und aufgerichtet.

Sie überließ ihm keinerlei Initiative, bestieg ihn mit Leib und Seele und verschlang ihn allein für sich und ohne an ihn zu denken, bis beide fassungslos und erschöpft im eigenen Schweiß trieben. Sie blieb auf ihm, kämpfte unter dem erstickenden Lärm des Ventilators mit den ersten Gewissensbissen, bis sie merkte, dass er nicht normal atmete, wie er da offen, mit ausgestreckten Armen unter dem Gewicht ihres Körpers lag, worauf sie sich neben ihn auf den Rücken legte. Er lag reglos, bis er genug Luft hatte und fragte:

»Warum ich?«

»Das war eine Eingebung«, sagte sie.

»Von einer Frau wie Ihnen kommend, ist das eine Ehre«, sagte er.

»Ach«, scherzte sie, »kein Vergnügen?«

Er antwortete nicht, und beide lagen da und lauschten auf die Geräusche ihrer Herzen. Im grünen Dämmerlicht der Lagune war das Zimmer schön. Ein Geflatter war zu hören. Er fragte: »Was ist das?« Sie erzählte ihm von den nächtlichen Gewohnheiten der Reiher. Nach einer Stunde des unerheblichen Gewispers begann sie ihn mit den Fingern zu erkunden, ganz langsam, von der Brust bis zum Unterleib. Sie machte mit dem Tastsinn ihrer Füße an seinen Beine entlang weiter und stellte fest, dass er ganz und gar mit einem dichten, zarten Flaum bedeckt war, der sich wie Moos im April anfühlte. Dann suchten ihre Finger erneut nach dem ruhenden Tier und fanden es kleinmütig, aber lebendig vor. Er wechselte die Stellung und machte es ihr noch leichter. Sie erkannte es mit den Fingerkuppen: die Größe, die Form, das bebende Bändchen, die seidige Eichel, umgeben von einem Saum, der wie mit Sacknadeln genäht zu sein schien. Sie spürte der Zahl der Stiche nach, und er beeilte sich zu erklären, was sie schon vermutet hatte: »Ich bin als Erwachsener beschnitten worden.« Und fügte mit einem Seufzer hinzu:

»Das war eine sehr eigentümliche Lust.«

»Endlich etwas, das keine Ehre war«, sagte sie erbarmungslos.

Und beschwichtigte ihn hastig mit sanften Küssen aufs Ohr, den Hals, er suchte sie mit den Lippen, und sie küssten sich zum ersten Mal auf den Mund. Wieder suchte sie ihn, und nun war er gerüstet. Sie wollte ihn erneut überfallen, doch er offenbarte sich als vortrefflicher Liebhaber, der sie ohne Eile zum Siedepunkt führte. Sie war erstaunt, dass so gewöhnliche Hände zu solcher Zärtlichkeit fähig waren, und versuchte mit leichter Koketterie zu widerstehen. Doch er setzte sich entschieden durch, nahm sie nach seinem Wunsch und seiner Weise und machte sie glücklich.

Es hatte zwei Uhr geschlagen, als ein Donner das Haus bis ins Fundament erschütterte und der Wind den Riegel des Fensters aufdrückte. Schnell schloss sie es wieder, und im plötzlichen Mittagslicht eines weiteren Blitzes sah sie die aufgewühlte Lagune und, durch den Regen hindurch, den riesigen Mond am Horizont und die blauen Reiher atemlos im Sturm flattern. Er schlief.

Als sie zurück zum Bett ging, verfing sie sich in ihrer beider Kleidung. Die eigene ließ sie liegen, um sie später aufzusammeln, sein Jackett aber hängte sie über die Stuhllehne, darüber sein Hemd und die Krawatte. Die Hose legte sie sorgsam zusammen, sodass die Bügelfalte nicht litt, und legte Schlüssel, Taschenmesser und Geld darauf. Die Luft im Zimmer war durch das Unwetter abgekühlt, also zog sie das Nachthemd über, dessen Seide so rein war, dass sie eine Gänsehaut bekam. Der Mann, der da auf der Seite mit angezogenen Beinen schlief, wirkte auf sie wie ein sehr großes Waisenkind, und so konnte sie sich nicht gegen eine Woge des Mitgefühls erwehren. Sie legte sich an seinen Rücken und umarmte seine Taille, und die Ausstrahlung ihres verschwitzten Körpers ließ ihn aufmerken. Er schnarchte rau auf und rückte im Schlaf weg. Sie war gerade eingeschlafen, als der Strom ausfiel und sie vom Schweigen des elektrischen Ventilators aufwachte und der glühenden Düsternis, in die das Zimmer getaucht war. Nun schnarchte er mit einem andauernden Pfeifton. Einfach aus Spaß an der Freude begann sie, mit den Fingerspitzen auf ihm zu spielen. Er fuhr zusammen, hörte abrupt auf zu schnarchen und wurde langsam wieder lebendig. Sie ließ einen Augenblick von ihm ab und riss sich mit einem Ruck das Nachthemd vom Leib. Als sie aber wieder bei ihm war, nützten alle Künste nichts, denn, wie ihr klar wurde, stellte er sich schlafend, um ihr nicht ein drittes Mal gefällig zu sein. Also zog sie das Nachthemd wieder über und schlief mit ihm zugewandten Rücken ein.

Ihr gewohnter Zeitrhythmus weckte sie um sechs. Sie lag einen Augenblick mit geschlossenen Augen und umherschweifenden Gedanken da, wagte nicht, sich den pochenden Schmerz in ihren Schläfen einzugestehen, auch nicht die eisige Übelkeit und die innere Unruhe ob etwas Unbekanntem, das sie zweifellos im wirklichen Leben erwartete. Das Geräusch des wieder angesprungenen Ventilators machte ihr bewusst, dass das Zimmer schon zu erkennen war im blauen Morgengrauen der Lagune. Plötzlich, wie ein tödlicher Blitz, traf sie die brutale Erkenntnis, dass sie zum ersten Mal mit einem Mann, der nicht der ihre war, gevögelt hatte. Sie wendete den Kopf, blickte verschreckt über ihre Schulter nach diesem Mann, und er war nicht da. Er war auch nicht im Bad. Sie schaltete das Deckenlicht an und sah, dass seine Kleider verschwunden waren, ihre hingegen, die sie auf den Boden geworfen hatte, lagen geradezu liebevoll gefaltet auf dem Stuhl. Erst da wurde ihr klar, dass sie nichts von ihm wusste, nicht einmal den Namen, und von der verrückten Nacht war allein ein trister Lavendelduft in der vom

Unwetter gereinigten Luft geblieben. Erst als sie das Buch vom Nachttisch nahm, um es in ihre Reisetasche zu stecken, bemerkte sie, dass er zwischen den Gruselseiten einen Zwanzigdollarschein für sie zurückgelassen hatte.

2

NIE WIEDER WÜRDE SIE dieselbe sein. Diese Ahnung überkam sie bei der Rückfahrt auf der Fähre, zwischen den Horden von Touristen, die ihr stets fremd geblieben waren und die sie plötzlich, ohne ersichtlichen Grund, abscheulich fand. Sie war immer eine gute Leserin gewesen. Es hatte nur wenig gefehlt, um das Studium der Kunst- und Literaturgeschichte zu beenden, und sie hatte alles gewissenhaft gelesen, was zu lesen war, und las weiter das, was ihr am meisten gefiel: Liebesromane bekannter

Autoren, je länger und unglücklicher desto besser. Mehrere Jahre machte sie dann weiter mit Kurzromanen jeglicher Stilrichtung, etwa mit *Lazarillo de Tormes, Der alte Mann und das Meer, Der Fremde.* Sie hasste die gerade angesagten Bücher, denn sie wusste, dass ihre Zeit nicht reichte, um sich auf dem Laufenden zu halten. In den letzten Jahren hatte sie sich ganz auf die fantastische Literatur verlegt. An jenem Tag jedoch lag sie an Deck in der Sonne und konnte keinen einzigen Buchstaben lesen noch an irgendetwas anderes denken als an die vergangene Nacht.

Die Hafengebäude, elegant und ihr so vertraut seit der Schulzeit, erschienen ihr jetzt fremd und vom Salz zerfressen. Am Kai nahm sie einen öffentlichen Bus, der so klapprig war wie die Busse ihrer Schuljahre, mit armen Leuten vollgestopft, dazu dröhnte das Radio in Karnevalslautstärke, doch an diesem stickigen Mittag erschien ihr das Gefährt unbequemer als je zuvor, und zum ersten Mal störten sie die Misslaunigkeit der Passagiere und ihr Stallgeruch. Die lärmenden Stände auf dem Marktgelände, die sie von Kindesbeinen an als zu ihr gehörig empfunden hatte und wo sie noch vergangene Woche mit ihrer Tochter in aller Ruhe einkaufen gewesen war, erschütterten sie wie die Straßen von Kalkutta, wo Kolonnen von Müllmännern frühmorgens mit Stöcken gegen die auf den Gehwegen liegenden Leiber schlugen, um festzustellen, welche nur schliefen und welche tot waren. An der Rotunde der Unabhängigkeit blickte sie auf die Reiterstatue des Befreiers, die dreißig Jahre zuvor eingeweiht worden war, und bemerkte erst an diesem Tag, dass das Pferd sich aufbäumte und der Degen gen Himmel gereckt war.

Als sie das Haus betrat, fragte sie erschrocken Filomena, was denn Schreckliches in ihrer Abwesenheit passiert sei, dass die Vögel nicht in ihren Käfigen sangen und die Töpfe mit den tropischen Blumen von der Innenterrasse verschwunden waren, ebenso wie die hängenden Farne, die Girlanden blauer Winden. Filomena, ihr Dienstmädchen seit eh und je, erinnerte Ana Magdalena daran, dass sie die Pflanzen in den Patio gestellt hatten, damit sie etwas vom Regen abbekämen, ganz wie sie es vor ihrer Abfahrt angeordnet hatte. Sie brauchte jedoch mehrere Tage, bis ihr bewusst wurde, dass sich nicht die Welt verändert hatte, sondern sie selbst, die immer durchs Leben gegangen war, ohne es sich näher anzuschauen, und es erst in diesem Jahr, bei der Rückkehr von der Insel, wie nach einem Denkzettel deutlich vor Augen hatte.

Auch wenn ihr die Gründe für diesen Wandel nicht bewusst waren, der Zwanzigdollarschein auf Seite hundertsechzehn ihres Buches hatte etwas damit zu tun. Sie hatte mit einem unerträglichen Gefühl der Demütigung darunter gelitten, ohne einen Augenblick der Ruhe. Sie hatte vor Wut und Enttäuschung geweint, weil sie nicht wusste, wer dieser Mann war, den sie hätte töten müssen, weil er die Erinnerung an ein glückliches Abenteuer verdorben hatte. Bei der Überfahrt auf dem Meer war sie wegen dieses Akts ohne Liebe, der für ihr Gewissen nur sie und ihren Mann etwas anging, in Frieden mit sich, doch konnte sie nicht den Groll über den Geldschein überwinden, der sich wie glühende Kohle anfühlte, nicht so sehr in ihrer Handtasche als in ihrem Herzen. Sie wusste nicht, ob sie ihn wie eine Trophäe rahmen oder ihn vernichten sollte, um die Entwürdigung zu bannen. Unanständig fand sie einzig und allein, ihn auszugeben.

Der Tag war endgültig missglückt, als Filomena ihr sagte, dass ihr Mann um zwei Uhr nachmittags noch nicht aufgestanden war. Sie konnte sich nicht erinnern, dass so etwas schon einmal vorgefallen war, ausgenommen nach einigen Samstagen, an denen sie sich gemeinsam die Nacht um die Ohren geschlagen hatten und den ganzen Sonntag im Bett geblieben waren. Diesmal streckten ihn die Kopfschmerzen nieder. Er hatte die Vorhänge offen gelassen, und das brennende Zwei-Uhr-Mittagslicht gleißte im Zimmer. Sie zog die Vorhänge zu und wollte ihren Mann mit einer zärtlichen Begrüßung aufmuntern, doch ein düsterer Gedanke hinderte sie daran. Ohne es sich groß zu überlegen, stellte sie ihm die Frage, die sie selbst am meisten fürchtete:

»Darf man wissen, wo du gestern Nacht warst?«

Er sah sie überrascht an. Diese Frage, durchaus üblich selbst bei glücklichen Ehen, hatte man in ihrem Haus noch nie gehört. Eher amüsiert als beunruhigt fragte er seinerseits: »Wo oder mit wem?« Sie war auf der Hut: »Was willst du damit sagen?« Doch er wich der Herausforderung aus und erzählte, dass er einen fantastischen Jazzabend mit Micaela, ihrer gemeinsamen Tochter, erlebt hatte. Sogleich wechselte er das Thema.

»Richtig. Du hast mir noch gar nicht erzählt, wie es dir ergangen ist.«

Alarmiert dachte sie, dass ihre unpassende Frage bei ihm vielleicht die Asche eines alten Argwohns aufgerührt hatte. Der bloße Gedanke versetzte sie in Schrecken. »Wie immer«, sagte sie. »Im Hotel ist der Strom ausgefallen und morgens gab es kein Wasser in der Dusche«, log sie, also komme sie ungeduscht und verschwitzt von zwei Tagen. Das Meer sei aber ruhig gewesen und frisch, und sie sei während der Fahrt immer mal wieder eingenickt.

Er sprang aus dem Bett, in Unterhose, so wie er immer schlief, und ging ins Bad. Er war riesig, sportlich und von einer gefälligen Schönheit. Sie folgte ihm, und dort unterhielten sie sich weiter, er von der beschlagenen Duschkabine aus, sie auf dem Klodeckel sitzend, wie als Jungverheiratete. Sie kam auf das Thema der unbezähmbaren Tochter zurück. Die hieß Micaela, wie die auf der Insel begrabene Großmutter, und hatte sich darauf versteift, Nonne zu werden, während sie weiterhin ihre Liebelei mit dem kaum älteren Jazzvirtuosen pflegte und bis zum Morgengrauen feierte. Ihre Mutter verstand das nicht, noch unverständlicher schien ihr an jenem Nachmittag allerdings, dass die Tochter sich mit ihrem Vater in einer Spelunke kiffender Musiker zeigte. Ihr Mann machte sich über sie lustig:

»Sag bloß, dass du auf die eigene Tochter eifersüchtig bist.«

Es hätte sie erleichtert, Ja zu sagen, doch sie merkte beizeiten, dass es kein guter Tag war, um Bitternis in ein Liebesgeplänkel zu träufeln. Unter der Dusche stimmte er, während er sich einseifte, die ersten Takte von Griegs Klavierkonzert an und wandte sich ihr plötzlich zu:

»Kommst du nicht?«

Sie hatte einen einzigen Grund zu zögern, und für jemanden so skrupulösen wie sie war es ein gewichtiger Grund.

»Ich habe seit gestern nicht geduscht«, sagte sie. »Ich rieche nach Hund.«

»Ein Grund mehr«, sagte er. »Das Wasser ist herrlich.«

So zog sie die Bluse mit dem Schottenkaro, die Jeans und das Spitzenhöschen aus, mit denen sie von der Insel zurückgekommen war, warf alles in den Wäschekorb und stieg in die Kabine. Er machte ihr Platz unter der Dusche und seifte sie ein, wie immer, von Kopf bis Fuß, ohne das Gespräch zu unterbrechen.

Nichts davon war neu, denn sie hatten gewisse Gewohnheiten eines Liebespaars beibehalten, und dazu gehörte, gleichzeitig zu duschen. Zu Anfang taten sie das, weil ihre Arbeit zur gleichen Uhrzeit begann, und statt des klassischen Disputs, wer denn als Erster dran ist, lernten sie, gemeinsam zu duschen. Sie seiften einander mit so viel Liebe ein, dass sie oft auf der Seidenmatte im Bad endeten; die hatte sie extra gekauft, damit ihre Rücken nicht zu sehr unter den entflammten Liebesspielen litten.

In den ersten drei Jahren machten sie das pünktlich Tag für Tag, nachts im Bett oder morgens im Bad, außer in den ihnen heiligen Pausen der Regel oder der Geburten. Beide sahen rechtzeitig die Gefahren der Routine und beschlossen, ohne sich darüber abzusprechen, der Liebe ein Quentchen Abenteuer beizumengen. Eine Weile pflegten sie in Absteige-Motels zu gehen, sowohl in die edelsten wie in die schäbigsten, bis zu einer Nacht, in der es einen bewaffneten Überfall auf ihr Hotel gab und sie nackt und ausgeplündert zurückblieben. Ihre Liebeseingebungen waren so unvorhersehbar, dass sie dafür sorgte, immer Kondome in der Handtasche dabeizuhaben, um Überraschungen zu vermeiden. Zufällig entdeckten sie eine Marke mit aufgedrucktem Werbespruch: *Next Time Buy Lutecian.* Damit begann eine lange Epoche, in der jeder Liebesakt mit einem glücklichen Satz gefeiert wurde, das ging von schlüpfrigen Witzen bis zu Sprüchen von Seneca.

Mit den Kindern und den Veränderungen im Tagesablauf kamen sie etwas aus dem Tritt, sobald sie konnten, kehrten sie aber dazu zurück, und immer war es eine heitere Liebe, in der selbst Verrücktes erlaubt war. Sogar in schwierigen Zeiten fanden sie einen Weg, sich zu erneuern, bis sich der Kreis geschlossen hatte und sie die Routine wieder aufnahmen.

Er hieß Doménico Amarís, ein Mann von vierundfünfzig Jahren, vornehm und gut aussehend und seit über zwanzig Jahren Direktor des Konservatoriums der Provinz. Neben seiner außerordentlichen Qualifikation als Lehrer war er ein Salonlöwe und ein Karikaturist der Musik, der die Stimmung auf einem Fest mit einem Bolero von Agustín Lara rettete, den er im Stil von Chopin spielte, oder einem kubanischen Danzón à la Rachmaninow. An der Universität war er Champion in allem Möglichen gewesen: Singen, Schwimmen, Rhetorik, Tischtennis. Keiner konnte so gut wie er einen Witz erzählen oder beherrschte ausgefallene Tänze wie Kontertanz, Charleston oder den Apachentango. Er war ein kühner Zauberkünstler, der bei einem Galadiner des Provinzkonservatoriums aus der Suppenschüssel – als der Gouverneur den Deckel hob, um sich aufzutun – ein lebendiges Huhn flattern ließ. Es war nicht bekannt, dass er Schach spielte, bis zu dem Abend, als ihn nach einem gloriosen Konzert Paul Badura-Skoda herausforderte und elf Partien bis neun Uhr morgens des folgenden Tages unentschieden ausgingen. Seine Karriere als harter Spaßmacher wäre fast in einer Katastrophe gegipfelt, als er die Zwillingsschwestern García überredete, die Verlobten auszutauschen und jene fast die falsche Braut geheiratet hätten. Das war sein letzter Streich, weil weder Bräutigam noch die Familien es ihm je verziehen. Dennoch hatte Ana Magdalena sich ihm angepasst, war geworden wie er, und sie kannten einander so sehr, dass sie schließlich wie eine einzige Person wirkten.

Für ihn war es seine große Zeit, und er hatte höchsteigene Ideen. Schon immer hatte er gemeint, dass das Werk eines großen Musikers untrennbar von dessen Schicksal war, und glaubte, das beim systematischen Studium der Musik und der Lebensläufe großer Meister nachgewiesen zu haben. Er hielt das Violinkonzert von Brahms für dessen inspiriertestes Stück und begriff nicht, warum dieser dann nicht auch das Meisterkonzert für Cello komponiert hatte, das schließlich Dvořák schuf. Die Leitung des Orchesters hatte er abgegeben und hörte keine Aufnahmen mehr, weil er die Musik lieber las, es sei denn, es handelte sich um eine besonders ausgefallene Version, denn ihm genügten die Werkstätten für Experimentalmusik, die er in seinem Provinzkonservatorium förderte.

Mit diesen eigenen Kriterien, die vielleicht nicht belastbar waren, arbeitete er an einem Handbuch für eine neue, humanere Art, Musik zu hören, und für ein anderes Herz, um sie zu interpretieren. Er war mit den Kapiteln über die drei Schwergewichte schon weit vorangekommen: Mozart und Schubert, überschäumende Genies, aber mit einem kurzen, unglücklichen Leben, und Chausson, der in seiner besten Zeit Opfer eines absurden Fahrradunfalls geworden war.

Eigentlich gab es nur eine einzige Sorge in der Familie, nämlich das Verhalten von Tochter Micaela, eines entzückend widerspenstigen Mädchens. Beharrlich versuchte sie die Eltern davon zu überzeugen, dass Nonne zu sein in diesen Zeiten nicht dasselbe wie ehedem sei, sie war sich sogar sicher, dass im anbrechenden dritten Jahrtausend das Keuschheitsgelübde wegfallen würde. Kurioserweise widersetzte sich die Mutter der Berufung ihrer Tochter aus anderen Gründen als der Vater. Für diesen war es letztlich eine unwichtige Angelegenheit, da es schon mehr als genug Musiker in der Familie gab. Ana Magdalena Bach selbst hatte Trompete lernen wollen, aber nicht gedurft. Die ganze Familie konnte gut singen. Im Fall der Tochter aber lag das Problem darin, dass sie die glückliche Angewohnheit pflegte, nachts nicht zu schlafen. Die Situation eskalierte, als sie ein ganzes Wochenende mit ihrem Trompeter verschwand. Sie gingen nicht zur Polizei, weil es in der jugendlichen Boheme keinen Freund gab, der nicht wusste, wo sie waren. Und zwar: Sie waren auf der Insel. Die Mutter überkam ein verspäteter Schrecken.

Micaela versuchte sie mit der unerhörten Nachricht zu beruhigen, dass sie eine Rose auf das Grab der Großmutter gelegt hatte. Sie erfuhren nie, ob das stimmte, und die Mutter hatte auch nicht den Wunsch, es herauszufinden. Sie ließ Micaela nur wissen, dass sie es mit ihr hätte besprechen sollen, aus einem Grund, den die Tochter nicht wissen konnte, sie nannte ihn:

»Mama hasst Rosen.«

Doménico Amarís verstand die Beweggründe der Tochter, desavouierte seine Frau jedoch aus Loyalität nicht, und wie immer in solchen Fällen verharrte er am Rand des Geschehens. Ein Glück, dass Micaela sich mehrere Monate lang dazu herabließ, nachts nicht durchzumachen – außer an Wochenenden. Sie aß häufig mit der Familie, telefonierte bis zu drei Stunden am Tag und sperrte sich nach dem Abendessen in ihr Zimmer mit Fernsehfilmen ein, deren Schreie und Explosionen dem Haus eine lange Nacht des Grauens bescherten. Zur größten Verblüffung der Eltern zeigte sie bei den Tischgesprächen, dass sie sich laufend zu informieren schien und ein reifes Urteil über das kulturelle Geschehen hatte. Mehr noch: Durch einen glücklichen Zufall erfuhr die Mutter, dass Micaela die endlosen Telefonate nicht mit ihrem Jazzliebhaber führte, sondern mit der offiziellen Katechetin der Unbeschuhten Karmelitinnen, und das feierte sie als das kleinere Übel.

Das war der Stand der Dinge, als Ana Magdalena beim Abendessen ihre Befürchtung aussprach, die Tochter könne schwanger von ihren Wochenendausflügen heimkehren, und Micaela sie mit der guten Nachricht beruhigen wollte, dass ein befreundeter Arzt ihr im Alter von fünfzehn ein unüberwindbares Artefakt eingesetzt habe. Die Mutter, die sich nie über die Kühnheit der bebilderten Präservative hinausgewagt hatte, schrie außer sich mitten ins Herz der Tochter hinein:

»Du Hure!«

Das Schweigen nach dem Schrei blieb mehrere Tage lang wie zu Glas erstarrt in der Luft des Hauses hängen. Ana Magdalena weinte untröstlich in ihrem Zimmer, eher aus Scham über ihre Aufwallung denn aus Groll über ihre Tochter. Ihr

Mann verhielt sich, solange seine Frau weinte, so als existiere er nicht, weil er inzwischen wusste, dass der Grund für ihre Tränen bei ihr selbst lag, auch wenn er diesen nicht kannte.

Seine Unruhe machte ihr Angst, und den Rest gab ihr, was sie für eine neue Haltung der Männer ihr gegenüber hielt. Schon immer war sie angemacht worden, was ihr aber so gleichgültig gewesen war, dass sie es ohne Bedauern vergaß. In jenem Jahr aber, als sie von der Insel zurückkehrte, glaubte sie, ein für alle Männer sichtbares Stigma auf der Stirn zu tragen, welches von jemandem, der sie so sehr liebte und den sie mehr als jeden anderen Menschen liebte, nicht unbemerkt bleiben konnte. Beide hatten viele Jahre lang stark geraucht, zwei Schachteln pro Tag, und hatten dank eines Liebespakts gemeinsam damit aufgehört. Sie aber war nach ihrer Heimkehr von der Insel rückfällig geworden, was er daran merkte, dass der Platz der Aschenbecher sich änderte, der Geruch nach kaltem Rauch sich in den Räumen hielt, trotz der diskreten Arbeit der Luftreiniger, und an unachtsam vergessenen Kippen.

Die ganze Ordnung war betroffen, seitdem sie von der Insel zurück war. Mehrere Monate lang kam sie mit der *Anthologie der phantastischen Literatur* von Borges und Bioy Casares nicht voran. Sie schlief schlecht, ging nach Mitternacht zum Rauchen ins Bad, spülte die Kippen hinunter, die, wie er wusste, morgens um fünf, wenn er aufwachte, in der Toilettenschüssel schwimmen würden. Sie stand nicht nur auf, um zu rauchen, es war auch umgekehrt: Sie rauchte, weil sie keinen Frieden im Schlaf finden konnte. Manchmal machte sie das Licht an, um ein paar Minuten zu lesen, knipste es wieder aus, drehte und wälzte sich im Bett, vorsichtige Millimeterarbeit, um den Gatten nicht zu wecken. Schließlich wagte er zu fragen:

»Was ist mit dir los?«

Sie antwortete trocken: »Nichts. Warum?«

»Verzeih«, sagte er, »aber es ist unmöglich, nicht zu bemerken, wie anders du geworden bist.« Und mit seinem feinfühligen Takt setzte er noch dazu:

»Bin ich an etwas schuld?«

»Ich weiß nicht, ich habe ja selbst nichts bemerkt«, sagte sie mit der Kaltblütigkeit, über die ihr Mann immer nur staunen konnte. »Aber vielleicht hast du recht. Könnte es wegen der lästigen Geschichte mit Micaela sein?«

»Das war schon davor so«, sagte er und wagte den letzten Schritt: »Seit du von der Insel zurück bist.«

Mit den ersten heißschwülen Tagen im Juli machte sich in ihrer Brust ein Flattern wie von Schmetterlingen bemerkbar, das ihr keine Ruhe lassen sollte, bis sie auf die Insel zurückkehrte. Es war ein langer Monat, den die Ungewissheit nochmals verlängerte. Die Reise war immer so einfach gewesen wie ein Sonntagsausflug an den Strand, aber in diesem Jahr war sie von der panischen Angst begleitet, dem flüchtigen Zwanzig-Dollar-Liebhaber zu begegnen, den sie im Herzen schon verstoßen hatte. Statt der Cowboykleidung und der Strandtasche der vergangenen Jahre zog sie ein Kostüm aus rohem Leinen und dazu goldene Sandalen an und packte einen Koffer mit einem Kleid für den Abend, hochhackigen Schuhen und einer Schmuckgarnitur aus falschen Smaragden. Sie fühlte sich wie ein anderer Mensch: neu und zu allem fähig.

3

IM INSELHAFEN ANGELANGT, ging sie von Bord und sah ihr Taxi in einem noch kläglicheren Zustand als je zuvor und entschied sich für ein anderes, das neu und klimatisiert war. Da sie außer ihrem alten Hotel kein anderes kannte, wies sie den Fahrer an, sie zum neuen Carlton zu bringen, eine Steilwand aus vergoldetem Glas, die sie bei den letzten drei Reisen zwischen Eisengestänge hatte hochwachsen sehen. Es war mitten im August nicht möglich, ein Zimmer für ihr Budget zu finden, aber es wurde ihr ein ordentlicher Rabatt auf eine der eisigen Suiten im achtzehnten Stock gewährt, die den kreisförmigen Horizont der Karibik überblickten und die riesige Lagune bis hin zur Silhouette der Sierra. Der Preis betrug ein Viertel ihres monatlichen Gehalts als Lehrerin, doch der Glanz, die Ruhe, das frühlingshafte Klima in der Empfangshalle und das zuvorkommende Personal flößten ihr jenes Gefühl von Sicherheit ein, das sie sich selbst schuldig war.

Von halb vier Uhr nachmittags, als sie ankam, bis acht Uhr, als sie zum Abendessen hinunterging, fand sie keinen Augenblick Ruhe. Die Gladiolen der Hotelfloristin waren prachtvoll, aber zehnmal so teuer, sodass sie sich mit denen ihrer Blumenfrau der letzten beiden Besuche zufriedengab. Diese war die Erste, die sie vor dem neuen Friedhof für Touristen warnte, der als Garten mit frischen Blumen, Musik und Vögeln am Ufer der Lagune angekündigt wurde, wo die Toten aber senkrecht begraben wurden, um Platz zu sparen.

Sie erreichte den Inselfriedhof nach fünf Uhr nachmittags, mit nicht ganz so viel Sonne wie in anderen Jahren. Einige der Gräber waren geleert worden, und zu beiden Seiten des Weges lagen Reste von Särgen und verlorene Knochen zwischen Haufen von Löschkalk. In der Hast kurz vor der Abfahrt hatte sie die Gartenhandschuhe vergessen und musste nun mit bloßen Händen das Grab freilegen, während sie der Mutter den Jahresbericht gab. Die einzige gute Nachricht betraf den Sohn, der im Dezember zum ersten Mal als Solist im Philharmonischen Orchester Tschaikowskys *Variationen über ein Rokoko-Thema* spielen würde. Sie vollbrachte Wunder, um den Ruf der Tochter zu retten, ohne von deren religiöser Berufung zu sprechen, die für ihre Mutter keine gute Empfehlung gewesen wäre. Zuletzt nahm sie ihr Herz in die Faust und gestand ihre Nacht freier Liebe im vergangenen Jahr, ein Geständnis, das sie nur ihr und nur diesem Moment vorbehalten hatte. Sie erzählte ihr, dass er für sie keinen Namen und keine Seele habe. Sie war so überzeugt davon, die Mutter würde ihr ein Zeichen der Zustimmung schicken, dass sie es sofort erwartete. Sie schaute auf den blühenden

Ceibabaum, dessen traubenförmige Blüten der Wind forttrug; sie sah den Himmel, das Meer, das über eine Stunde verspätete Flugzeug nach Miami am unaufhörlichen Himmel.

Als sie ins Hotel zurückkam, waren ihr der Zustand ihrer Kleidung und das schmutzigstaubige Haar peinlich bewusst. Seit dem letzten Jahr war sie nicht beim Friseur gewesen, denn ihr Haar war zahm und geschmeidig und hatte sich ihrem Wesen angepasst. Der Stylist, ein schleimiger Wichtigtuer, der eher den Namen Narziss als Gastón verdiente, empfing sie mit allerlei verlockenden Empfehlungen für ihr Haar und machte ihr am Ende ebenjene damenhafte Frisur, die sie sich ohne so viel Rhetorik selbst für ihre mondänen Abende machte. Eine mütterliche Maniküre pflegte ihr mit balsamischen Cremes die vom Gestrüpp auf dem Friedhof malträtierten Hände, und sie fühlte sich so gut, dass sie versprach, nächstes Jahr am gleichen Tag wiederzukommen und einen neuen Stil auszuprobieren. Gastón erklärte ihr, dass der Betrag auf ihre Hotelrechnung gehe, außer den zehn Prozent Trinkgeld. Wie viel das sei?

»Zwanzig Dollar«, sagte Gastón.

Ein Schauer durchfuhr sie wegen dieses unglaublichen Zufalls, der nur das Zeichen sein konnte, das sie von ihrer Mutter erwartete, um die Narben ihres Abenteuers wegzuätzen. Sie holte den Schein, der ein Jahr lang tief unten in ihrer Tasche wie das ewige Flämmchen des unbekannten Geliebten geglüht hatte, und übergab ihn freudig dem Friseur.

»Benutzen Sie ihn mit Bedacht«, sagte sie: »Er ist aus Fleisch und Blut.«

Andere Rätsel in jenem extravaganten Hotel waren für Ana Magdalena Bach nicht so leicht zu lösen. Als sie eine Zigarette anzündete, setzte sie ein System von Klingeln und Lichtern in Gang, und eine autoritäre Stimme wies sie darauf hin, dass sie sich in einem Nichtraucherzimmer befinde. Sie brauchte auch Hilfe, bis sie herausbekam, dass mit derselben Karte zum Öffnen der Tür auch das Licht, der Fernseher, die Klimaanlage und die Hintergrundmusik angingen. Man brachte ihr bei, auf den elektronischen Tasten der runden Badewanne das Erotik- und das Therapieprogramm des Jacuzzi einzustellen. Wahnsinnig neugierig, warf sie die noch vom Friedhof verschwitzten Kleider ab, setzte die Duschkappe auf, um ihre Frisur zu schützen, und gab sich den Schaumwirbeln hin. Glücklich wählte sie die Telefonnummer von daheim und schrie ihrem Mann die Wahrheit ins Ohr: »Du kannst dir gar nicht vorstellen, wie sehr du mir fehlst.« Sie war so lebhaft und herausfordernd, dass er am Telefon die Erregung in der Badewanne spürte.

»Verdammt«, sagte er, »das bist du mir jetzt aber schuldig.«

Als sie zum Abendessen hinunterging, war es acht Uhr. Sie hatte etwas telefonisch bestellen wollen, um sich nicht anziehen zu müssen, doch der Aufschlag für den Zimmerservice überzeugte sie davon, wie eine Arme in der Cafetería zu essen. Das schwarze Seidenkleid, eine Röhre und für die derzeitige Mode zu lang, passte gut zu der Frisur. Sie fühlte sich etwas schutzlos mit ihrem Ausschnitt, doch die Kette, die Ohrringe und die Ringe aus falschen Smaragden hoben ihre Stimmung und steigerten das Funkeln ihrer Augen. Bald war sie mit dem Milchkaffee und dem Schinken-Käse-Toast fertig. Erschöpft von dem Geschrei der Touristen und der durchdringenden Musik, beschloss sie, auf ihr Zimmer zu gehen und John Windhams *Der Tag der Triffiden* zu lesen, das seit über drei Monaten an der Reihe war. Im ruhigen Gewässer der Empfangshalle wurde sie wieder munter, und als sie an der Tanzbar vorbeiging, fiel ihr ein professionelles Paar auf, das den *Kaiserwalzer* technisch perfekt tanzte.

Gebannt blieb sie an der Tür stehen, auch noch als das Paar seine Darbietung beendet hatte und die normale Kundschaft auf die Tanzfläche drängte.

Eine sanfte, männliche Stimme in ihrem Rücken holte sie aus dem Tagtraum:

»Tanzen wir?«

Er stand so nah bei ihr, dass sie den leisen Geruch seiner Angst unter dem des Rasierwassers wahrnahm. Dann sah sie ihn über die Schulter hinweg an, und ihr blieb die Luft weg. »Pardon«, sagte sie verblüfft, »aber ich bin nicht passend gekleidet.« Seine Erwiderung kam sofort:

»Sie kleiden das Kleid.«

Der Satz beeindruckte sie. Unbewusst fuhr sie sich mit den Handflächen über den Körper, den makellosen Ausschnitt, die lebendigen Brüste, die nackten Arme, um sich zu vergewissern, dass ihr Körper wirklich da war, wo sie ihn spürte. Dann schaute sie erneut über die Schulter, nun nicht mehr, um den Besitzer der Stimme kennenzulernen, sondern um ihn mit den schönsten Augen, die er je sehen sollte, in Besitz zu nehmen.

»Sie sind sehr liebenswürdig«, sagte sie charmant, »es gibt keine Männer mehr, die so etwas sagen.«

Daraufhin stellte er sich neben sie und wiederholte mit einer matten Handbewegung die Aufforderung zum Tanz. Ana Magdalena Bach, allein und frei auf ihrer Insel, griff wie am Rand eines Abgrunds nach dieser Hand, und zwar mit der ganzen Kraft ihres Körpers. Sie tanzten drei Walzer in alter Manier.

Schon nach den ersten Schritten schloss sie aus seiner zynischen Meisterschaft, dass auch er ein Profi war, engagiert, um die Abende für die Touristen zu beleben, und ließ sich in Flugdrehungen führen, hielt ihn aber eisern auf eine Armlänge Distanz. Er blickte ihr in die Augen und sagte: »Sie tanzen wie eine Artistin.« Sie wusste, das stimmte, wusste aber inzwischen auch, dass er es so oder so zu jeder Frau sagen würde, die er ins Bett hätte bekommen wollen. Beim zweiten Walzer versuchte er, sie an sich zu drücken, aber sie hielt ihn auf Abstand. Er deutete das richtig und übertraf sich in seiner Kunst, führte sie mit Fingerspitzen an der Taille, wie eine Blume. Sie ging darauf ein, von gleich zu gleich. Nach der Hälfte des dritten Walzers kannte sie ihn wie von jeher.

Sie hätte sich nie einen so schönen Mann in so altmodischer Verpackung vorstellen können. Seine Haut war bleich, die Augen glühten unter üppigen Brauen, dazu rabenschwarzes, mit Pomade geglättetes Haar und ein perfekt gezogener Mittelscheitel. Der Tropensmoking aus roher Seide, der seine schmalen Hüften eng umspannte, vervollständigte seinen Auftritt eines Stutzers. Alles an ihm war so künstlich wie seine

Manieren, doch seine fiebrigen Augen schienen nach Mitgefühl zu gieren.

Nach den Walzern führte er sie zu einem abgelegenen Tisch, ohne Ankündigung oder Erlaubnis. Das war auch nicht nötig: Sie wusste alles im Vorhinein und freute sich, dass er Champagner bestellte. Im Dämmerlicht des Salons konnte man sich wohlfühlen, und jeder Tisch hatte seinen eigenen intimen Raum. Sie ruhten sich aus während der Salsaserie, schauten den entfesselten Pärchen zu, denn sie wusste, er hatte ihr nur eine einzige Sache zu sagen. Es ging schnell. Sie tranken eine halbe Flasche Champagner. Die Salsamusik hörte um elf Uhr auf, und die Blaskapelle kündigte den Gastauftritt von Elena Burke an, der Königin des Bolero, die exklusiv und nur in dieser Nacht auf ihrer triumphalen Tour durch die Karibik hier singe. Und so erschien sie, geblendet von den Scheinwerfern und mit großem Getöse.

Ana Magdalena schätzte ihn auf knapp dreißig, weil er mit dem Bolero kaum zurechtkam. Doch sie führte ihn mit ruhigem Takt, und er kam in den Tritt. Sie hielt ihn auf Distanz, diesmal nicht aus Anstand, sondern um ihm nicht die Genugtuung zu geben, in ihren Adern das vom Champagner fiebernde Blut zu spüren. Er jedoch drückte sie an sich, erst zart, dann mit der ganzen Kraft seines Arms an der Taille. Da spürte sie an ihrem Schenkel, was er sie hatte spüren lassen wollen, um sein Terrain abzustecken. Sie spürte, wie ihre Knie weich wurden, und verfluchte sich für das Pochen ihres Bluts und die unmögliche Schwüle ihres Atems. Es gelang ihr jedoch, sich zu beherrschen, und sie lehnte eine zweite Flasche Champagner ab. Er musste ihre Verfassung wahrgenommen haben, jedenfalls lud er sie zu einem Strandspaziergang ein. Sie überspielte ihren Unmut mit herablassender Ironie:

»Wissen Sie, wie alt ich bin?«

»Ich kann mir nicht vorstellen, dass Sie ein Alter haben«, sagte er. »Sie sind nur so alt, wie Sie wollen.«

Er war noch nicht fertig mit seinem Spruch, als sie, so vieler Lügen überdrüssig, ihren Körper vor die entscheidende Frage stellte: Jetzt oder nie.

»Tut mir leid«, sagte sie und erhob sich, »ich muss gehen.« Er sprang verwirrt auf.

»Was ist passiert?«

»Ich muss gehen«, sagte sie, »der Champagner bekommt mir nicht.«

Er machte andere, unschuldige Vorschläge, wusste vielleicht nicht, dass keine menschliche oder himmlische Kraft eine Frau, die geht, aufhalten kann. Schließlich gab er auf.

»Darf ich Sie begleiten?«

»Bemühen Sie sich nicht«, sagte sie. »Und ich danke Ihnen, wirklich, es war ein unvergesslicher Abend.«

Im Aufzug bereute sie es bereits. Sie verspürte einen wilden Hass auf sich. Aber die Befriedigung, das getan zu haben, was sich gehörte, entschädigte sie ein wenig. Sie betrat ihr Zimmer, schlüpfte aus den Schuhen, warf sich rücklings aufs Bett und zündete eine Zigarette an. Der Feueralarm schrillte los. Fast gleichzeitig wurde an die Tür geklopft, und sie verfluchte das Hotel, wo das Gesetz den Gast bis in die Intimität der Toilette verfolgt. Aber geklopft hatte nicht das Gesetz, er war es. Im Halbschatten des

Korridors sah er aus wie eine Gestalt aus dem Wachsfigurenkabinett. Das stellte sie, die Hand auf dem Türknauf, mit kein bisschen Nachsicht fest und machte ihm schließlich den Weg frei. Er trat ein, als wäre er zu Hause.

»Bieten Sie mir etwas an?«, fragte er.

»Bedienen Sie sich selbst«, sagte sie ganz entspannt. »Ich habe keine Ahnung, wie dieses Raumschiff funktioniert.«

Er hingegen wusste alles. Er dimmte das Licht, stellte die Hintergrundmusik an und schenkte mit der Meisterschaft eines Theaterregisseurs zwei Kelche Champagner aus der Minibar ein. Sie ließ sich auf das Spiel ein, nicht als sie selbst, sondern als Darstellerin ihrer eigenen Rolle. Sie prosteten sich gerade zu, als das Telefon klingelte. Sie nahm ab. Ein Sicherheitsbeamter des Hotels wies sie höflich darauf hin, dass niemand, ohne bei der Rezeption angemeldet zu sein, sich nach Mitternacht in einer Suite aufhalten dürfe.

»Das brauchen Sie mir nicht zu erklären«, unterbrach sie ihn betreten. »Entschuldigen Sie bitte.«

Sie legte mit hochrotem Gesicht auf. Als habe er den Hinweis gehört, rechtfertigte er ihn knapp: »Das sind Mormonen.« Und ohne weiteres Hin und Her lud er sie ein, in einer Stunde und fünfzehn Minuten vom Strand aus die totale Mondfinsternis zu betrachten. Von der war ihr noch nichts zu Ohren gekommen, sie hatte aber eine kindliche Leidenschaft für Eklipsen. Nachdem sie sich den ganzen Abend zwischen Anstand und Versuchung herumgeschlagen hatte, fand sie nun kein überzeugendes Argument für eine Entscheidung.

»Uns bleibt keine Ausflucht«, sagte er. »Es ist unser Schicksal.«

Die Anrufung des Übermenschlichen befreite sie von ihren Skrupeln. So fuhren sie zur Betrachtung der Mondfinsternis in seinem prächtigen Geländewagen zu einer kleinen, in einem Hain aus Kokospalmen versteckten Bucht, wo es keine Spuren von Touristen gab. Am Horizont war das ferne Leuchten der Stadt zu sehen, und der Himmel war durchsichtig und voller Sterne, dazu ein einsamer, trauriger Mond. Er parkte im Schutz der Palmen, zog die Schuhe aus, lockerte seinen Gürtel und legte den Sitz flach zum Entspannen. Erst da bemerkte sie, dass der Wagen nur zwei Vordersitze hatte, die sich auf Knopfdruck in Betten verwandelten. Im Übrigen gab es noch eine winzige Bar, eine Musikanlage mit dem Saxophon von Fausto Papetti und ein klitzekleines Bad mit einem klappbaren Bidet hinter einem karmesinroten Vorhang. Sie war im Bilde.

»Es gibt keine Mondfinsternis.«

Er bekräftigte, dass sie angekündigt worden sei.

»Es gibt keine«, sagte sie. »Eine Eklipse kann es nur bei Vollmond geben, und wir sind im ersten Mondviertel.«

Er ließ sich nicht erschüttern.

»Dann wird es eine Sonnenfinsternis sein«, sagte er. »Mehr Zeit für uns.«

Es gab keine Umwege mehr. Beide wussten bereits, worauf sie aus waren, und sie wusste, es war das Einzige, was sie noch von ihm erwarten konnte, seitdem sie den ersten Bolero getanzt hatten. Sie staunte über die Könnerschaft eines Salonmagiers, mit der er sie Stück für Stück entblößte, als häute er eine Zwiebel, während seine Fingerspitzen sie kaum berührten. Bei dem ersten Stoß glaubte sie vor Schmerz zu vergehen und erfuhr die schreckliche Erschütterung einer Färse, die zerlegt wird. Ihr blieb die Luft weg, eisiger Schweiß bedeckte sie, doch sie appellierte an ihre Urinstinkte, um sich nicht geringer zu fühlen als er noch zuzulassen, dass es von ihm so empfunden wurde, und so gaben sie sich gemeinsam der unvorstellbaren Lust einer von Zärtlichkeit unterworfenen rohen Kraft hin. Sie hatte nie wissen wollen, wer er war, auch nicht versucht, es zu erfahren, bis sie etwa drei Jahre nach dieser brutalen Nacht im Fernsehen auf einem Fahndungsfoto den traurigen Vampir erkannte, gesucht von der karibischen Polizei als Betrüger und Zuhälter ruheloser Witwen sowie als der mutmaßliche Mörder zweier von ihnen.

4

IHREN MANN DES FOLGENDEN Jahres traf Ana Magdalena Bach bereits auf der Fähre, die sie zur Insel brachte. Regen drohte, das Meer sah nach Oktober aus, und im Freien war nicht gut sein. Eine karibische Musikkapelle begann schon nach dem Ablegen zu spielen, und eine Gruppe deutscher Touristen tanzte ohne Pause bis zur Insel. Sie selbst suchte Ruhe in dem um elf Uhr verlassenen Speisesaal, wollte sich auf die Lektüre der *Mars-Chroniken* von Ray Bradbury konzentrieren. Es war ihr halb gelungen, als ein Schrei sie unterbrach:

»Das ist mein Glückstag!«

Doktor Aquiles Coronado, ein hochgeachteter Rechtsanwalt, seit der Schulzeit ihr Freund und Taufpate ihrer Tochter, kam durch den Korridor mit offenen Armen und seinem mühsamen Gang eines großen Primaten. Er packte sie an der Taille, hob sie hoch und erstickte sie mit Küssen. Seine leicht theatralischen Sympathiebekundungen weckten üblicherweise mehr Argwohn, als sie verdienten, sie jedoch wusste, dass sein Jubel echt war. Sie erwiderte ihn mit der gleichen Freude und bat ihn neben sich.

»Meine Güte!«, sagte er. »Wir sehen uns ja nur noch auf Hochzeiten und Begräbnissen.«

Tatsächlich hatten sie sich seit drei Jahren nicht gesehen, und die waren ihm so deutlich anzusehen, dass ihr der verstörende Gedanke kam, er könne ebenso bestürzt über ihren Anblick sein wie sie über den seinen. Immer noch hatte er die Wucht eines Gladiators, aber seine Haut war tief gekerbt, sein Doppelkinn das eines Renaissancemenschen, und seine wenigen gelblichen Haarsträhnen hatte der Meereswind hochgeweht. Schon als sie sich in der Sekundarschule kennengelernt hatten, war er ein Spezialist in kleinen Liebeleien gewesen, deren Kühnheiten nicht über einen heimlichen Kinobesuch um sechs Uhr abends hinausgingen. Später hatte er reich geheiratet, was ihm mehr Ruhm und Geld einbrachte als ein ganzes Leben mit dem Bürgerlichen Gesetzbuch.

Gescheitert war er nur bei Ana Magdalena Bach, die ihn bereits als Fünfzehnjährige bei seinem ersten Annäherungsversuch auflaufen ließ. Als beide schon verheiratet waren und Kinder hatten, erneuerte er die nun krude und reichlich dreiste Offensive, um sie ohne sentimentalen Vorwand ins Bett zu bekommen. Sie unterzog ihn der abtötenden Methode, ihn nicht ernst zu nehmen, er aber verschärfte seine Offensive, füllte ihr das Haus mit Blumen und schickte ihr zwei glühende Briefe, mit denen es ihm gelang, sie zu rühren. Sie blieb jedoch standhaft, da sie nicht diese schöne lebenslange Freundschaft beschädigen wollte.

Als sie sich auf dem Schiff wiederbegegneten, verhielt er sich untadelig, und niemand konnte das so wie er, wenn er es sich vornahm.

Sie verabschiedete sich von ihm am Kai, er hatte viel zu erledigen und wollte die Vier-Uhr-Fähre zurücknehmen. Sie atmete auf. Stunde um Stunde hatte sie von diesem neuen 16. August geträumt, und die Lektion war eindeutig: Es war sinnlos, ein ganzes Jahr zu warten, um das restliche Leben dem Zufall einer Nacht zu überlassen. Das erste Abenteuer, sagte sie sich, hatte ein Glücksfall ihr in greifbare Nähe gerückt, zugegriffen hatte sie aber selbst, während sie beim zweiten Mal abgegriffen worden war. Das erste Abenteuer hatte zwar der üble Nachgeschmack der zwanzig Dollar verdorben, der Mann aber war die Nacht wert gewesen. Das zweite hingegen hatte ihr das Aufflammen einer übernatürlichen Lust beschert, eine feurige Abreibung im Unterleib sowie drei Tage Kompressen und Sitzbäder.

Was die Hotels betraf, war das gewohnte das beste gewesen, besser zu handhaben und ihr gemäß, doch mit der Gefahr verbunden, dort bereits bekannt zu sein. Das Hotel des vergangenen Jahres war von einer repressiven Modernität gewesen, die sich am Ende als mittelalterlicher

Moralismus herausstellte. Wie auch immer, der Fehler, sich in einem derart prätentiösen Hotel für den Abend fein zu kleiden, konnte nur das Risiko erhöhen, dass der zufällige Liebhaber ihr nicht einen Zwanziger, sondern einen Hunderter hinterließ. Also beschloss sie, bei diesem dritten Mal sie selbst zu sein, sich nach ihrer Art zu kleiden und sich die Freiheit zu nehmen, für sich selbst zu wählen und nichts dem Zufall zu überlassen. Sie dachte an den ersten Mann und brachte eine gewisse Nachsicht für sein mangelndes Taktgefühl auf. Die Wunden vernarbten, das spürte sie, und sie wünschte im Innersten, ihm zu begegnen, ihn mit ins Bett zu nehmen, diesmal ohne Angst oder Eile, aber mit dem schöpferischen Vertrauen eines alten Liebespaars.

Auf Empfehlung eines neuen Taxifahrers entschied sie sich für ein Hotel aus rustikalen Hütten in einem Wald aus Mandelbäumen, mit einem großen Patio zum Tanzen, der von Restauranttischen umgeben war, alles überschallt von der lautstarken Ankündigung eines Sonderauftritts der großen kubanischen Sängerin

Celia Cruz. Die Hütte, die Ana Magdalena Bach zugewiesen wurde, fand sie gemütlich und kühl, das Bett bequem und breit genug für drei, und die Lage zwischen den Bäumen konnte nicht besser sein. Das Flattern der Schmetterlinge in ihrer Brust wurde unerträglich beim bloßen Gedanken, den Mann ihres Lebens bis zum Tagesanbruch bei sich haben zu können.

Auf dem Friedhof nieselte es noch. Ihr fiel auf, dass die Gräber vom Unkraut gesäubert und die Pfade gewalzt waren, auch hatte man Sargreste und verstreute Knochen entfernt. Der Mutter berichtete sie minutiös von dem guten Jahr des Gatten am Konservatorium ungeachtet der finanziellen Engpässe bei der Kommune, von den Fortschritten des Sohnes im Orchester und vom Scheitern ihrer Bemühungen, den Eintritt der Tochter ins Kloster zu verhindern.

Auf dem Rückweg ins Hotel sah sie einen prächtigen Huipil aus Oaxaca in einem Laden für Touristen, und der schien ihr genau passend für den Abend. Sie fühlte sich vollkommen Herrin ihrer selbst. Ohne Überraschungen las sie die dritte Geschichte der *Mars-Chroniken,* rief ihren Mann an, und beide hatten ihren Spaß am Liebesgeplänkel. Sie duschte, betrachtete sich im Spiegel, so schön und frei wie die aztekische Königin, die den Huipil inspiriert hatte, mal abgesehen von den Lackschuhen. Sie meinte, für ihr Abendgewand wären nackte Füße das Passende, traute sich aber nicht. Also ging sie zum Tanzpatio mit einem flüchtigen Unbehagen, aber mit der Gewissheit, dem Zufall zuvorzukommen.

Die Mandelbäume sahen mit ihren Girlanden bunter Lichter nach Weihnachten aus, und im Patio ging es fröhlich zu mit all den jungen Leuten jedweden Aussehens, den Blondinen mit ihren schwarzen Gelegenheitsgalanen und den resignierten alten Ehepaaren. Sie setzte sich mit aufgestellten Antennen an einen abgelegenen Tisch, als jemand ihr von hinten die Augen zuhielt. Sie griff guten Mutes nach den Händen und ertastete eine massive Uhr am linken Handgelenk und einen Ehering am Ringfinger, aber sie wagte sich mit keinem Namen vor.

»Ich gebe mich geschlagen.«

Es war Aquiles Coronado. Er hatte die Rückfahrt auf den nächsten Tag verschieben müssen, und es schien ihm nicht richtig, dass jeder für sich zu Abend aß, da sie doch beide allein auf der Insel waren. Er wusste nicht, in welchem Hotel sie abgestiegen war, doch ihr Mann sagte es ihm am Telefon, war sehr angetan davon, dass die beiden zusammen aßen.

»Es war heute eine einzige Hetze, aber hier bin ich«, schloss er glücklich. »Die Nacht ist unser.«

Sie spürte die Welt unter ihren Füßen versinken, blieb aber ruhig.

»Auf dem Schiff warst du untadelig«, sagte sie mit liebenswürdiger Berechnung. »Man merkt, das Alter hat dich zur Vernunft gebracht.«

»So ist es«, sagte er. »Aber glaub ja nicht, dass mir das Freude macht.«

Sie wollte keinen Champagner. Sie sagte, sie habe vom Essen auf der Fähre Kopfschmerzen, auch steige ihr eine eisige Übelkeit die Kehle hoch. Er bestellte einen doppelten Whisky on the rocks. Sie begnügte sich mit einem Aspirin, das sie wie Gift schluckte.

Das Programm setzte mit einem Trio ein, das auf die Lieder von Los Panchos spezialisiert war. Niemand achtete auf die Sänger, Aquiles Coronado schon gar nicht. Er schüttete ihr sein Herz aus über eine Leidenschaft, die seit der Jugend in ihm gewachsen war, und wenn er im Dunkeln mit seiner Frau schlafe, sei er nur glücklich, wenn er dabei an Ana Magdalena Bach denke. Sie verlegte sich darauf, Zeit zu gewinnen, dieweil er trank. Sie wusste, es war kein guter Drink, ein Whisky nach dem anderen würde ihn unweigerlich in den Abgrund ziehen, und sie ließ zu, dass er alleine abstürzte. Er wusste, sie würde ihm nie aus Barmherzigkeit zu Gefallen sein, flehte sie aber um eine Minute im Bett an, nur eine Minute, er wolle sie nur angekleidet küssen. Sie wusste nicht recht, was sie dazu sagen sollte, und meinte:

»Unter Gevattern ist das eine Todsünde.«

»Ich meine es ernst«, rief er, vom Spott verletzt, und schlug auf den Tisch: »Verdammt noch mal!«

Sie wagte, ihm in die Augen zu sehen, und da sah sie, was sie schon an seiner Stimme gehört hatte: Er weinte hemmungslos. Sie stand auf, ging zurück in ihr Zimmer, warf sich aufs Bett und weinte vor Wut.

Als sie ihre Fassung wiedererlangt hatte, war es nach zwölf. Ihr Kopf schmerzte, mehr aber schmerzte sie der Verlust ihrer Nacht. Sie machte sich ein wenig zurecht und ging wieder hinaus, entschlossen, diese Nacht zurückzugewinnen. An der Bar trank sie einen Gin mit Soda, sah von ihrem Hocker aus auf den Garten, den die Touristen, die früh aufstanden, bereits verlassen hatten. Ein Hermaphrodit mit künstlichen Muskeln und goldenen Ketten und Armbändern tauchte auf, das Haar golden und die Haut gerötet unter der Sonnencreme. Er trank an der Theke einen phosphoreszierenden Drink. Sie fragte sich, ob sie fähig wäre, mit dem Barmann anzubandeln, der jung war und gut gewachsen, und antwortete sich: Nein. Sie fragte sich gar, ob sie fähig wäre, raus auf die Straße zu gehen und Autos anzuhalten, bis sie jemanden fände, der ihr den Gefallen ihres Augusts machte, und die Antwort war dieselbe: Nein. Diese Nacht zu verlieren, hieß, ein

Jahr zu verlieren, aber es war drei Uhr morgens und nichts mehr zu machen: Sie hatte das Jahr verloren.

Das Verhältnis zu ihrem Mann war in jenen drei Jahren merklichen Schwankungen unterworfen gewesen, die sie je nach der Stimmung, in der sie von der Insel zurückkam, deutete. Der Mann mit den zwanzig Dollar, eine Erinnerung, die sie verbitterte, hatte ihr die Augen für die Wirklichkeit ihrer Ehe geöffnet, bis dahin von einem konventionellen Glück gestützt, das strittigen Fragen auswich, um nicht ins Stolpern zu geraten, etwa so, wie man den Schmutz unter den Teppich kehrt. Nie waren sie glücklicher als damals gewesen. Sie verstanden sich ohne Worte, lachten sich kaputt über ihre eigenen Späße und liebten sich leichtsinnig wie Teenager. Das Schicksal der Tochter wurde unkompliziert und ohne Hast gelöst. Sie wurde mit einem Abend im kleinen Kreise verabschiedet, zu dem auch der Jazzmusiker mit seiner neuen Freundin eingeladen war. Doménico und er improvisierten eine sehr persönliche Variation der Kontraste für Violine und Saxophon von Béla

Bartók, und alle wurden auf den ersten Blick zu alten Freunden.

Sie übergaben die Tochter den Unbeschuhten Karmelitinnen während einer der täglichen Klostermessen. Ana Magdalena und ihr Mann kleideten sich wie für eine Beerdigung, Micaela jedoch kam eine Stunde zu spät, ohne geschlafen zu haben, im Huipil der Mutter, ihren ewigen Tennisschuhen, einer Tasche mit ihrem Waschzeug und einem Album von Van Morrison, das man ihr in letzter Minute geschenkt hatte. Ein Pfarrer, fast noch ein Jüngling, mit gelblicher Haut und eingegipstem Arm, richtete ein paar festliche Worte an sie und bot ihr eine letzte Möglichkeit, den Schritt zu bereuen, falls sie ihrer Berufung nicht sicher sei. Ana Magdalena hätte der Tochter gerne eine Abschiedsträne gezollt, aber in einer derart konventionellen Umgebung gelang ihr das nicht.

Das Leben hatte sich nach der dritten Reise verändert. Als sie nach Haus kam, hatte sie den Eindruck, ihr Mann fange an, sich über ihre Nächte auf der Insel Gedanken zu machen. Zum ersten Mal wollte er wissen, wem sie begegnet war. Sie hätte ihm die Geschichte mit Dr. Aquiles Coronado vollständig erzählen können, denn ihrem Mann waren solche senilen Übergriffe bekannt, aber sie hielt sich rechtzeitig zurück, wollte ihm keinen zusätzlichen Grund geben, weiter über die Inselnächte nachzudenken.

Die Liebe hatte sich gewandelt. Doménico, der immer verspielt und herausfordernd im Bett gewesen war, wirkte nun lustlos und verstört. Seine Frau führte das nicht aufs Alter zurück, sondern auf irgendeinen Verdacht, den er mit ihren Inselnächten verband. Doch als sie genauer darüber nachdachte, drehte sich das Ganze um, und nun argwöhnte sie, der Ehemann werde heimlich außer Hauses beansprucht.

Ana Magdalena hatte sich ihm angepasst, war wie er geworden, und er kannte sie so gründlich, dass sie am Ende ein einziger Mensch waren. Schon vor der Heirat hatte man sie vor der Wesensart ihres Verlobten gewarnt. Vor allem vor seiner Verführungskraft und seinem verheerenden Hang zum Flirten, insbesondere mit seinen Musikschülerinnen, aber sie hatte kein offenes Ohr für Gerüchte, ließ sich auch nicht von Zweifeln verunsichern. Als sie sich dann aber förmlich verlobten, konnte sie der Versuchung nicht widerstehen, ihn darüber zu befragen, er jedoch stritt alles ab. Im Scherz sagte er ihr, er sei Jungfrau, sagte es aber so überzeugend, dass sie mit der Illusion heiratete, es sei die Wahrheit. Nichts beunruhigte sie, bis kurz vor der Geburt der Tochter eine Schulfreundin, die sie lange nicht gesehen hatte, sie in einer öffentlichen Toilette fragte, wie sie es geschafft habe, dass ihr Mann mit seiner Jugendliebe brach. Sie war ihr über den Mund gefahren und löschte nicht nur sie aus ihrem Leben, sondern vergrößerte auch die Distanz, die sie selbst bei ihren besten Freundinnen stets eingehalten hatte.

Damals hielt sie die Gründe, ihrem Mann zu vertrauen, für zwingend. Obwohl nur noch zwei Monate bis zur Geburt fehlten, hatte weder die Häufigkeit noch die Glut der Liebe nachgelassen. Es war also biologisch unmöglich, dass ihm noch Treibstoff für ein anderes

Bett blieb, nachdem er ihr von der Schwangerschaft aufgeputschtes Fieber gelindert hatte. Da das Gerücht jedoch weiterbestand, gab sie mit einer tödlichen Formel die heiße Kartoffel an ihn weiter:

»Was immer ich über dich erfahre, ist deine Schuld.«

Es gab keine weiteren Zwischenfälle bis nach ihrer dritten Reise, als sie ihr brennendes Gewissen mit dem Verdacht, er betrüge sie, besänftigte. Die Indizien hatten es in sich. Doménico kam erst lange nach den offiziellen Öffnungszeiten des Konservatoriums nach Hause und ging dann, noch bevor er jemanden begrüßte, direkt ins Bad und überdeckte mit seinen bekannten Duftwassern jedweden Fremdgeruch, auch gab er allzu genau Auskunft darüber, wo er gewesen, was er getan hatte und mit wem, ohne dass jemand danach gefragt hätte. Eines Nachts, nach einer Galaveranstaltung, bei der ihr Ehemann unerhört erfolgreich gewesen war, beschloss sie, ihn zu stellen. Er las im Bett die Partitur von *Così fan tutte.* Sie hatte gerade *Ministerium der Angst* zu Ende gelesen, das sie auf der Insel begonnen hatte; sie knipste das Licht auf ihrer Seite aus und drehte sich zur Wand, ohne sich zu verabschieden. Amüsiert sagte er: »Gute Nacht, Gnädigste.« Sie bemerkte, dass sie das Ritual nicht eingehalten hatte, und beeilte sich, das zu korrigieren. »Ach, verzeih, Liebling«, sagte sie und gab ihm den routinemäßigen Gutenachtkuss. Kaum hörbar, um sie nicht zu wecken, summte er die Töne. Auf einmal, immer noch mit ihm zugewandten Rücken, sagte sie: »Sag mir ein einziges Mal die Wahrheit, Doménico.« Er wusste, dass sein Vorname aus ihrem Mund eine Unwetterwarnung war, und kam mit seiner gewohnten Gelassenheit gleich auf den Punkt: »Was ist?« Sie reagierte ebenso schnell:

»Wie oft bist du mir untreu gewesen?«

»Untreu niemals«, sagte er. »Falls du aber wissen willst, ob ich mit jemand geschlafen habe – vor Jahren hast du mich darauf hingewiesen, dass du es nicht wissen willst.«

Mehr noch: Als sie heirateten, hatte sie ihm gesagt, es mache ihr nichts aus, wenn er mit einer anderen schlafe, solange es nicht immer dieselbe sei oder nur ein einziges Mal. Aber in der Stunde der Wahrheit wischte sie das mit dem Ellbogen weg.

»Das sagt man so dahin«, sagte sie, »aber nicht, damit es derart wörtlich genommen wird.«

»Wenn ich Nein sage, glaubst du es bestimmt nicht«, sagte er, »und wenn ich Ja sage, wirst du es nicht ertragen. Also was tun?«

Sie wusste, ein Mann würde nicht einen derartigen Umweg wählen, um Nein zu sagen, und preschte vor: »Wer war die Glückliche?« Mit natürlicher Leichtigkeit sagte er: »Jemand in New York.« Sie wurde lauter: »Aber wer war es?« »Eine Chinesin«, sagte er. Sie spürte, wie ihr Herz sich zur Faust ballte. Und sie bereute, diesen unnötigen Schmerz provoziert zu haben, beharrte aber dennoch darauf, alles zu erfahren. Für ihn hingegen war das Schlimmste vorbei, und er erzählte ihr alles mit gespielter Teilnahmslosigkeit.

Es war vor etwa zwölf Jahren gewesen, in dem New Yorker Hotel, in dem er ein Wochenende während eines Wagner-Festivals mit seinem

Orchester logierte. Die Chinesin spielte die erste Geige im Pekinger Orchester, das im selben Stockwerk untergebracht war.

Als er zu Ende erzählt hatte, war Ana Magdalena waidwund. Sie wollte beide töten, nicht mit einer barmherzigen Kugel, sondern sie peu à peu mit der Schinkenguillotine in hauchdünne Scheiben schneiden. Aber sie bohrte in der eigenen Wunde mit einer weiteren Frage, die sie beschäftigte:

»Hast du sie bezahlt?«

Er erwiderte, das habe er nicht, sie sei ja keine Prostituierte gewesen. Sie ließ sich nicht beirren. »Wäre sie es gewesen, wie viel hättest du ihr gezahlt?« Er dachte ernsthaft nach und wusste keine Antwort. »Stell dich nicht blöd«, sagte sie heiser vor Wut. »Willst du mir erzählen, dass ein Mann nicht weiß, was eine Hotelhure kostet?« Er war ehrlich. »Stell dir vor, ich weiß es nicht«, sagte er, »schon gar nicht, wenn es eine Chinesin ist.« Daraufhin kreiste sie ihn in nicht zu ertragender Unruhe ein.

»Na gut: Wenn sie zuvorkommend und gut zu dir gewesen wäre und du ihr eine gute Erinnerung hinterlassen wolltest, wie viel hättest du ihr in ein Buch gesteckt?«

»Buch?«, sagte er überrascht. »Huren lesen nicht.«

»Jetzt geh mal darauf ein, verflucht«, sagte sie, bemüht, nicht die Fassung zu verlieren. »Wie viel hättest du ihr dagelassen, wenn du geglaubt hättest, sie sei eine Hure, und sie nicht aufwecken wolltest?«

»Keine Ahnung.«

»Zwanzig Dollar?«

Er fühlte sich verloren im finsteren Gestrüpp der Frage. »Ich weiß nicht«, sagte er. »Unter Umständen würde das für die Lebenshaltungskosten von vor zwölf Jahren vielleicht ausreichen.« Sie schloss die Augen, um ihre Atmung in Ordnung zu bringen, er sollte nicht mit Genugtuung ihre Wut bemerken, und überrumpelte ihn mit der Frage: »Und, hatte sie den Schlitz quer?« Er konnte sich das Lachen nicht verbeißen, und sie fiel ein. Hörte aber abrupt auf und musste die Augen schließen, um die Tränen zu unterdrücken.

»Ich lache«, sagte sie, die Hand auf der Brust,

»aber ich wünsche dir niemals das, was ich hier drinnen spüre. Es ist der Tod.«

Er versuchte, den unangenehmen Moment mit einem improvisierten Notengesumm zu überbrücken. Sie bemühte sich, in den Schlaf zu finden, schaffte es aber nicht. Schließlich machte sie sich mit lauter Stimme Luft, er sollte sie selbst dann hören, wenn er schon eingeschlafen war.

»So ein Scheiß«, sagte sie. »Alle Männer sind gleich: einfach beschissen.«

Er musste seine Wut hinunterschlucken. Er hätte alles darum gegeben, sie mit einer tödlichen Replik zu vernichten, doch das Leben hatte ihn gelehrt, dass, wenn eine Frau ihr letztes Wort sagt, sich alle weiteren erübrigen. Also sprachen sie nicht mehr davon, weder dann noch irgendwann später.

5

DIE NACHT DES FOLGENDEN 16. Augusts war ihr schon vom Schicksal vorherbestimmt. Ana Magdalena Bach fand die Insel in einem chaotischen Zustand vor wegen eines internationalen Tourismuskongresses, in den Hotels kein freies Zimmer, und die Strände waren von Zelten und Schlafzimmern auf Rädern besetzt. Nachdem sie zwei Stunden lang irgendeine Schlafgelegenheit gesucht hatte, ging sie zu ihrem vergessenen Hotel del Senador, das renoviert, sauber und nun teurer war, aber kein Angestellter aus früheren Zeiten war zu sehen.

Da war keiner, an den sie sich wenden konnte, um ein Zimmer zu bekommen. Schlimmer noch: Ein sehr respektabel aussehender Kunde beklagte indigniert, dass seine zweimal bestätigte Reservierung nicht verzeichnet war. Er hatte das gemessene Auftreten einer Magnifizenz, eine schleppende, milde Stimme und eine erstaunliche Gabe für höfliche Beleidigungen. Der einzige Angestellte an der Rezeption hing am Telefon und versuchte, ihm ein Zimmer in einem anderen Hotel zu beschaffen. Aus dem Bedürfnis, seinen Ärger zu teilen, wandte sich der Kunde an Ana Magdalena. »Diese Insel ist ein einziges Chaos«, sagte er und zeigte ihr die offizielle Bestätigung seiner Reservierung. Ohne Brille konnte sie die nicht lesen, bekundete aber Verständnis für seine Empörung. Schließlich wurden die beiden von dem Angestellten mit der triumphalen Nachricht unterbrochen, es gebe ein freies Zimmer in einem Zweisternehotel, das jedoch sauber und gut gelegen sei. Ana

Magdalena sagte schnell: »Gibt es da nicht noch eins für mich?«

Der Angestellte fragte telefonisch nach, nein, es gab keins. Daraufhin nahm der Kunde ihren Koffer mit der linken Hand, und mit der anderen hakte er Ana Magdalena mit einer ungewöhnlichen Vertrautheit unter, was sie als leicht übergriffig empfand.

»Kommen Sie mit«, sagte er. »Dort sehen wir weiter.«

Sie stieg in seinen neuen Wagen, und er fuhr am Rand der Lagune entlang. Er sagte, das Hotel del Senador gefiele ihm. »Mir auch, wegen der Lagune«, sagte sie, »und jetzt sehe ich, dass es renoviert wurde.« »Vor zwei Jahren«, sagte er. Sie stellte fest, dass er also häufig auf der Insel war, und erzählte ihm, dass auch sie seit Jahren käme, um einen Gladiolenstrauß auf das Grab ihrer Mutter zu legen.

»Gladiolen?«, fragte er erstaunt, da er nicht gewusst hatte, dass die auf der Insel wuchsen. »Ich dachte, die gibt's nur in Holland.«

»Das sind Tulpen«, warf sie ein.

Sie erklärte, dass die Gladiolen auf der Insel

tatsächlich nicht weitverbreitet seien, irgendjemand habe sie aber einst eingeführt, und nun hätten sie einen guten Ruf in der Küstenregion und den Dörfern des Landesinneren. Sie schloss, für sie seien die Gladiolen dermaßen wichtig, dass sie, wenn es eines Tages keine mehr auf der Insel gäbe, jemanden finden würde, der sie neu anpflanzt.

Es begann leicht zu regnen, sie meinte, das werde nicht lange anhalten. Er glaubte das Gegenteil, ihm war das Wetter im August schon immer unzuverlässig vorgekommen. Er musterte sie von Kopf bis Fuß, ihre einfache Kleidung von der Fähre, und meinte, bei dem Regen könnte sie für den Friedhof etwas mehr brauchen. Doch sie beruhigte ihn: sie sei daran gewöhnt.

Um das Hotel zu erreichen, mussten sie die Lagune umfahren bis dorthin, wo das Dorf der Armen begann. Das Hotel war jämmerlich, und, da keine Ausweise verlangt wurden, zweifellos eine Absteige. Als er den Schlüssel bekam, wies Ana Magdalenas Begleiter darauf hin, dass es um zwei Zimmer ginge.

»Pardon«, sagte der Portier verwirrt, »sind Sie denn nicht zusammen?«

»Das ist meine Frau«, sagte der Kunde mit jovialer Selbstverständlichkeit, »aber wir haben aus Gründen der Hygiene die Angewohnheit, getrennt zu schlafen.«

Sie stieg darauf ein.

»Je entfernter, desto besser.«

Der Portier gab zu, dass das Bett in dem Zimmer nicht sehr breit sei, sie könnten aber ein weiteres dazustellen. Ihr Begleiter wollte sich schon aufregen, aber sie rettete die Situation: »Wenn Sie wüssten, wie er schnarcht, würden Sie mir das nicht vorschlagen«, sagte sie zum Portier. Dieser entschuldigte sich und studierte das Schlüsselbrett, während die beiden sich über ihren Streich freuten, und schließlich sagte der Portier, man könne noch ein anderes Zimmer herrichten, aber auf unterschiedlichen Stockwerken – zweites und viertes – und kein Blick auf die Lagune. Sie fuhren im Aufzug hoch, ohne Hoteldiener, denn beide hatten nur wenig Gepäck dabei, und sie blieb im zweiten Stock, dankbar und froh, einen derart höflichen Mann kennengelernt zu haben.

Das Zimmer war klein, hergerichtet wie eine Schiffskabine, hatte aber ein Bett wie für drei, was ein Erkennungsmerkmal der Insel zu sein schien. Sie öffnete das Fenster wegen der stickigen Luft, und erst da spürte sie, wie sehr ihr die Blumen ihrer freien Augusttage fehlten und die blauen Reiher der Lagune. Es regnete weiter, aber sie hoffte, es werde eine Pause geben, damit sie vor sechs zum Friedhof kam.

So war es auch, obwohl sie über eine Stunde auf der Suche nach den Gladiolen verloren hatte, die sie dann an einem Stand vor der Kirche auftrieb. Das Taxi, das sie zum Friedhof brachte, konnte nicht bis zum Gipfel fahren, wegen des schlechten Zustands des Felsgrats, und der Chauffeur war nur dazu bereit, an einer Wegbiegung zu warten, bis sie zurückkam. Plötzlich wurde ihr bewusst, dass sie am 25. November fünfzig wurde, das Alter, das sie am meisten fürchtete, ihre Mutter war nicht viel älter gewesen, als sie starb. Sie sah sich, wie sie vor ein paar Jahren darauf gewartet hatte, dass der Regen aufhörte, und sie weinte, wie sie geweint hatte, als sie den ersten Blumenstrauß zum Grab ihrer Mutter brachte. Doch ihr Weinen schien die üble Laune des Himmels zu besänftigen. Plötzlich klarte es auf, und sie legte die Blumen auf das Grab.

Schlammbespritzt und schlecht gelaunt kehrte sie ins Hotel zurück und sah es für erwiesen an, dass sie ein weiteres Jahr verloren hatte, denn es schien unmöglich, eine Liebe für diese Nacht zu finden, nicht einmal, wenn sie an der Küstenstraße, die der Regen in eine fürchterliche Schlammstrecke verwandelt hatte, Autos anhielte. Alles dasselbe. Die Dusche ohne Duschkopf war schäbig, und während sie sich unter dem kärglichen Strahl einseifte, sah sie sich alleine, ohne einen Mann zum Trost, und weinte erneut. Kapituliert hatte sie aber nicht: So oder so würde sie hinausgehen, mal sehen, was diese Schreckensnacht für sie bereithielt. Sie hängte die Kleider auf und legte das Buch auf den Tisch. Es war *Die Pest zu London* von Daniel Defoe, und sie machte es sich zum Lesen auf dem Bett bequem, bis es Zeit war, hinunter in die Bar zu gehen. Doch alles schien darauf angelegt, sie nicht glücklich zu machen.

Der kärgliche Strahl der Dusche hatte dazu beigetragen, sich noch jämmerlicher zu fühlen, und eine Böe des Hasses auf ihren Mann durchfuhr sie, derartig heftig und kalt, dass sie erschrak. Sie hatte sich schon mit dem finsteren Schicksal abgefunden, bei diesem Hundewetter allein zu schlafen, als das Telefon klingelte.

»Hallo«, sagte die frohgemute Stimme, die sie sogleich erkannte. »Ich bin Ihr Freund aus dem vierten Stock.« Und fügte in einem anderen Ton hinzu: »Ich habe gewartet, und sei es nur auf eine barmherzige Antwort.« Eine lange Pause, dann fragte er:

»Haben Sie die Blumen nicht bekommen?«

Sie begriff nicht, wollte schon nachfragen, als ihr Blick einen prächtigen Gladiolenstrauß streifte, der achtlos auf einem Stuhl am Toilettentisch abgelegt war. Der Mann erklärte ihr, dass er die Blumen zufällig in dem Hotel gesehen habe, wo er sich mit seinen Kunden traf, und er habe es nur natürlich gefunden, ihr den Strauß für das Grab ihrer Mutter zu schicken. Sie hatte nicht gemerkt, wann er gebracht worden war, sie war ja auf dem Friedhof gewesen, aber der Strauß hätte auch schon davor beim Toilettentisch gelegen haben können. Plötzlich fragte er, eher nebenbei:

»Wo essen Sie zu Abend?«

»Das habe ich mir noch nicht überlegt«, sagte sie.

»Macht nichts«, sagte er. »Ich warte unten auf Sie zum Überlegen.«

Noch eine gescheiterte Nacht, dachte sie, mit noch so einem Aquiles? Nein.

»Ach, wie schade«, sagte sie, »ich habe heute Nachmittag schon etwas ausgemacht.«

»Wirklich schade«, sagte er, ehrlich betroffen.

»Vielleicht ein andermal«, sagte sie.

Sie richtete sich vor dem Spiegel her. Sie hatte an das Lokal gedacht, wo sie an dem elenden Abend mit Aquiles gewesen war, doch der Regen wurde stärker, und man hörte das Heulen des Windes über der Lagune. Dann plötzlich schrie sie sich selbst an: »Herr im Himmel! Was bin ich blöd!«

Sie eilte zum Telefon und rief den Mann in

dem Zimmer im vierten Stock an, mit einer Hast, für die sie sich später genieren sollte.

»Was für ein Glück!«, sagte sie ohne weitere Vorrede. »Mir ist gerade wegen des Regens abgesagt worden.«

»Das Glück ist ganz meinerseits«, sagte er.

Sie zweifelte keinen Augenblick. Und sie irrte sich nicht: Es wurde eine unvergessliche Nacht.

Viel schwieriger zu vergessen, als Ana Magdalena Bach es sich hätte vorstellen können. Sie nahm sich mehr Zeit als nötig, um sich schön zu machen, und der Mann wartete schon am Aufzug auf sie, vornehm gekleidet in einer Guayabera aus Seide, Leinenhose und weißen Mokassins. Ihr erster Eindruck bestätigte sich, er war attraktiv, umso höher war ihm anzurechnen, dass er sich so benahm, als wisse er es nicht. Er führte sie abseits der Touristennester in ein Restaurant unter großen beleuchteten Mandelbäumen und mit einer Kapelle, die eher fürs Träumen als fürs Tanzen war. Mit großer Selbstverständlichkeit betrat er das Lokal, wurde wie ein Ehrengast empfangen und verhielt sich auch so, als sei er einer. Seine Manieren hatten sich im Glanz der Nacht verfeinert. Der ganze Mann verströmte durch die Frische des Kölnisch Wassers hindurch einen eigenen Odem, und seine Konversation war angenehm und flüssig, sie fühlte sich jedoch ein wenig verloren, denn er redete nicht so sehr, um etwas zu sagen, als um etwas zu verbergen.

Es überraschte sie, wie wenig er sich mit den Getränken auskannte und darauf wartete, dass sie ihren gewohnten Gin aussuchte, um dann für sich einen Whisky beliebiger Marke zu bestellen, den er den ganzen Abend über nicht anrührte. Er rauchte nicht, hatte aber zum Anbieten eine Schachtel ägyptischer Zigaretten in goldenem Papier dabei. Er war nicht geübt in der Kunst des Essens und ließ den Kellner für sie beide entscheiden. Am erstaunlichsten aber war, dass er bei all seinen Beschränkungen und Fehlgriffen nicht ein Quentchen seines Charmes verlor, nicht einmal, als er zwei oder drei Witze zum Besten gab, so schlicht und schlecht erzählt, dass sie ihr unverständlich blieben und sie lediglich aus Höflichkeit lachte.

Als das Orchester ein zum Tanzen arrangiertes Stück von Aaron Copland spielte, gestand er, dass er daran nichts Besonderes zu erkennen vermöge, er sei für Musik taub, er wagte jedoch zu tanzen, als sie ihn dazu aufforderte. Kein Schritt stimmte, aber sie brachte ihn so gut voran, dass er den Eindruck hätte haben können, das sei sein Verdienst. Beim Nachtisch angelangt, war sie schon sehr gelangweilt, sodass sie sich wegen ihrer Schwäche verfluchte, besonders als sie einen Mann vorbeikommen sah, den sie auch mit geschlossenen Augen gewählt hätte, während ihr Gastgeber so dezent war, dass er außer beim Tanzen keinen falschen Schritt tat. Sie fühlte sich wohl und gut behandelt, aber es war ein Abend ohne Perspektive.

Sobald sie mit dem Nachtisch fertig waren, brachte er sie zurück ins Hotel, er fuhr schweigend, die Blicke gebannt vom schlafenden Meer unter einem unwirklichen Mond. Sie brach das Schweigen nicht. Es war zehn nach elf, und die Bar ihres Hotels wohl geschlossen. Am meisten verbitterte sie, dass sie ihrem Gastgeber nichts vorzuwerfen hatte, denn sein einziger Fehler war, dass er nicht einmal versucht hatte, sie zu verführen: kein Kompliment für ihre strahlenden Augen einer Löwin, für ihr anregendes Erzählen noch für ihr musikalisches Wissen.

Er parkte im Hof des Hotels und begleitete sie in absolutem Schweigen in den Aufzug und bis zur Tür ihres Zimmers. Sie hatte Schwierigkeiten mit dem Schlüssel, und er nahm ihn an sich, öffnete die Tür mit Fingerspitzen, ging ohne Aufforderung oder Erlaubnis hinein, wie bei sich daheim, und ließ sich mit einem Seufzer aus tiefster Seele rücklings aufs Bett fallen:

»Heute ist die Nacht meines Lebens!«

Ana Magdalena blieb versteinert stehen, wusste nicht, was tun, bis er ihr stumm die Hand entgegenstreckte. Sie gab ihm die ihre und legte sich neben ihn, betäubt vom Schlag ihres Herzens. Daraufhin gab er ihr einen unschuldigen Kuss, der sie bis ins Herz erschütterte, und er küsste sie weiter, während er sie Stück für Stück mit einer magischen Fingerfertigkeit auszog, bis sie in einem glücklichen Abgrund versanken.

Als Ana Magdalena im Morgendämmer erwachte, hatte sie das Gefühl für sich selbst verloren. Sie wusste nicht, wo sie mit wem war, bis sie neben sich den völlig nackten Mann sah, der auf dem Rücken lag, die Arme über der Brust gekreuzt, und wie ein Kind in der Wiege schlief. Sie streichelte ihm mit zartem Zeigefinger über die Falten seiner wettergegerbten Haut. Sein Körper war nicht jung, aber gut in Form, und er genoss die Zärtlichkeit, ohne die Augen zu öffnen und so beherrscht, wie er am Abend zuvor gewesen war, bis ihn die Liebe durcheinanderbrachte.

»Jetzt mal im Ernst«, sagte er, »wie heißt du?«

Sie improvisierte blitzschnell:

»Perpetua.«

»Das ist eine arme Heilige, die von einer Kuh totgetrampelt wurde«, erwiderte er sofort.

Woher er das wisse, fragte sie verblüfft.

»Ich bin Bischof«, sagte er.

Ein tödlicher Windstoß durchschauerte sie. Rasch ließ sie das Abendessen Revue passieren, seine manierierte Sprache, den konventionellen Geschmack, und sie fand nichts, das einen

Zweifel an seiner Antwort erlaubt hätte. Mehr noch, es war die präzise Bestätigung dessen, was sie während des Abendessens über ihn gedacht hatte. Er bemerkte ihren Stupor, öffnete die Augen und fragte wissbegierig:

»Was hast du gegen uns?«

»Gegen wen?«

»Gegen die Bischöfe.«

Er brach in schallendes Gelächter über die Wirkung seines Witzes aus, merkte aber schnell, dass es ein geschmackloser Scherz gewesen war, und bedeckte ihren Leib mit langen, reuevollen Küssen. Vielleicht als Buße erzählte er ihr aus seinem derzeitigen Leben. Er war verschiedenen Beschäftigungen nachgegangen und hatte keinen festen Wohnsitz, denn seine Hauptarbeit bestand darin, für eine Firma mit Sitz in Curaçao Schifffahrtsversicherungen zu verkaufen, sodass er mehrmals im Jahr die Insel besuchen musste. Zunächst war seine Überzeugungskraft so groß, dass sie sich geschlagen gab, aber schließlich siegte ihre Überzeugung, dass es schon zu spät war, um ein drittes Mal in derselben Nacht glücklich zu werden.

»Ich verpasse die Fähre«, sagte sie.

»Macht nichts«, erwiderte er. »Wir fahren morgen zusammen.«

Er schlug ihr einen grandiosen Tag vor und noch viele mehr in der Zukunft, denn er musste mindestens zweimal im Jahr auf die Insel und einmal könnte es immer im August sein. Sie hörte ihm zu, wünschte, es möge wahr sein, hatte aber die Kraft, nicht den Eindruck zu erwecken, sie sei, was er vielleicht denken könnte, leicht zu haben. Plötzlich merkte sie, dass sie tatsächlich drauf und dran war, die Fähre zu verpassen, sprang aus dem Bett und verabschiedete sich mit einem eiligen Kuss. Er griff nach ihrem Handgelenk.

»Ich muss zur Fähre.«

»Ja und dann«, insistierte er: »Bis wann?«

»Bis nie und nimmer«, sagte sie und schloss heiter: »Das ist das göttliche Gesetz.«

Sie rannte auf Zehenspitzen ins Bad und schob den Riegel vor, ohne auf all die Versprechungen zu hören, mit denen er sie verfolgte, während sie sich fertig machte. Ihr blieb keine Zeit, sich abzuduschen, als er an die Tür klopfte und den Abschied besiegelte.

»Ich lass dir was zur Erinnerung in deinem Buch.«

Sie fühlte sich von einer düsteren Vorahnung getroffen, wagte, in Angst vor der Antwort, weder zu danken noch zu fragen, was er denn für sie dalasse, aber sobald sie ihn hinausgehen hörte, rannte sie nackt und eingeseift zum Nachttisch, um das Buch zu untersuchen. Ihr fiel ein Stein vom Herzen. Es war eine Visitenkarte mit allen Daten, um gefunden zu werden. Sie zerriss sie nicht, wie sie es zweifellos mit jeder anderen getan hätte, sondern ließ sie dort, wo sie war, um sie später an einem sicheren Platz aufzubewahren.

6

ES WAR EIN TYPISCHER MITTWOCH im karibischen August, das Meer eingeschlafen bei einer leichten Brise mit tief fliegenden Möwen. Ana Magdalena Bach rollte einen Liegestuhl zur Reling der Fähre und öffnete Daniel Defoes Buch an der mit der Visitenkarte markierten Seite, aber sie konnte sich nicht konzentrieren. Auch jetzt fand sie nichts Auffälliges an den Daten des Mannes der vergangenen Nacht, Name und Nationalität holländisch, die Geschäftsadresse mit sechs Telefonnummern einer

Firma für technische Dienstleistungen mit Sitz in Curaçao. Sie las die Karte mehrmals und versuchte, sich das Phantom ihrer glücklichen Nacht im wirklichen Leben vorzustellen. Seit ihrer Begegnung mit dem ersten Mann hatte sie jedoch die Vorsichtsmaßnahme ergriffen, nicht die geringste Spur zu hinterlassen, die bei ihr zu Hause irgendeinen Verdacht wecken könnte, also zerriss sie die Karte in winzige Fetzen und übergab diese der komplizenhaften Brise der Möwen.

Die Heimkehr war eine Offenbarung. Als sie um fünf Uhr nachmittags ihr Haus betrat, erkannte sie, wie sehr sie sich inzwischen unter den Ihren fremd fühlte. Die Tochter hatte sich dem Klosterleben angepasst, ohne ihre natürliche Wesensart aufzugeben, und kam inzwischen immer seltener an den elterlichen Tisch. Dem Sohn blieb neben seinen flüchtigen Liebschaften und seinen künstlerischen Verpflichtungen in der halben Welt kaum Zeit. Der Ehemann, ein Fanatiker seines Berufs und ein eingefleischter Charmeur, war am Ende nur noch ein zufälliger Gast in seinem Bett. Für sie hingegen war es das sonderbarste Paradox, festzustellen, wie sie allmählich die Sehnsucht nach der Insel in Ermangelung eines sicheren Mannes unter den sehr zufälligen ihrer seltenen Nächte verlor. Ihre größte Sorge waren jedoch nicht die Zweifel an der Treue des Ehemannes, sondern die Angst, er könne eine Ahnung von dem haben, was sie auf der Insel trieb. Ebendeshalb erzählte sie nur wenig von ihren jährlichen Fahrten, damit er nicht etwa auf den Gedanken kam, sie zu begleiten, auch wollte sie keine männlichen Zweifel bei ihm wecken, die zwar nicht besonders leicht aufkommen, dafür aber die treffendsten sind.

Einfach waren die Jahre, in denen es weder Zeit noch Gelegenheit für Betrug oder Argwohn gab und sie genau den Kalender ihrer Periode für die gewohnheitsmäßigen Vögeleien führte. Sie verließen nicht die Stadt, ohne dass sie die Präservative für unvorhergesehene Gelegenheiten in der Tasche gehabt hätte. Diesmal aber verspürte sie einen Stich im Herzen, als er ihr mit geradezu ungestümen Liebesbezeugungen begegnete, die plötzlich nicht nur die Verdachtsmomente jenes Jahres heraufbeschworen, sondern auch alle vorherigen. Sie überwachte ihn, untersuchte sogar die Nähte der Taschen und schnupperte zum ersten Mal an der getragenen Wäsche, die er auf dem Bett liegen ließ. Ab Mai jedoch warf sie ein Traum von dem Mann des vergangenen Jahres aus der Bahn, und das Verlangen nahm ihr den Atem. Einmal mehr verfluchte sie die Stunde, in der sie seine Visitenkarte zerrissen hatte, und fühlte sich nicht in der Lage, ohne ihn glücklich zu sein, und sei es auch nur auf der Insel. Ihre Unruhe war so deutlich, dass ihr Mann ihr auf den Kopf zusagte: »Mit dir stimmt etwas nicht.«

Die Angst verstärkte ihre Schlaflosigkeit bis zum Morgengrauen, denn ihr selbst schien nicht bewusst zu sein, wie sehr sie sich seit ihren ersten Reisen verändert hatte. Nie hatte sie an die Gefahr gedacht, zufällig einen ihrer Insel-Mitwisser zu treffen, bis zu dem ärgerlichen Abend, an dem ihr Freund Aquiles Coronado auf einem Hochzeitsdiner über den Durst trank und ein paar witzlose Anspielungen machte, die mindestens vier Tischnachbarn ohne große

Mühe hätten entschlüsseln können. Dagegen glaubte sie, als sie mit drei Freundinnen im renommiertesten Restaurant der Stadt zu Mittag aß, einen der zwei Männer zu erkennen, die sich an einem abgelegenen Tisch ununterbrochen und sehr leise unterhielten. Sie hatten eine Brandyflasche und ihre halb leeren Gläser vor sich auf dem Tisch stehen und wirkten allein und abgeschieden wie in einem andersartigen Leben. Der aber, den sie von vorne sah, trug einen Anzug aus weißem Leinen, gut sitzend und makellos, hatte aschfarbenes Haar und einen spitz zulaufenden romantischen Schnurrbart. Schon auf den ersten Blick kam er ihr bekannt vor. Doch trotz allen Grübelns fiel ihr nicht ein, wer es war und wo sie ihn zuvor gesehen hatte. Mehr als einmal verlor sie bei dem angeregten Gespräch der Freundinnen den Faden, bis eine von ihnen ihre Neugier nicht unterdrücken konnte und sie fragte, was sie denn am Nachbartisch beunruhige.

»Der mit dem türkischen Schnurrbart«, wisperte sie. »Ich weiß nicht, warum, aber er erinnert mich an jemanden.«

Alle schauten vorsichtig hinüber. »Sieht nicht schlecht aus«, sagte eine von ihnen eher gleichgültig, und sie nahmen ihren Schwatz wieder auf. Ana Magdalena aber blieb weiterhin so unruhig, dass sie sich nachts mit dem Einschlafen schwertat und um drei Uhr früh ihr aufgestacheltes Herz sie weckte. Ihr Mann wurde wach, aber da hatte sie schon wieder Luft bekommen und erzählte ihm einen falschen Albtraum, der den vielen wirklichen glich, die sie als Jungverheiratete in Schrecken versetzt und geweckt hatten. Zum ersten Mal fragte sie sich, warum sie sich nicht traute, in der Stadt dasselbe wie auf der Insel zu tun, ergaben sich doch hier das ganze Jahr über täglich Gelegenheiten, die auch leichter zu handhaben waren. Mindestens fünf ihrer Freundinnen hatten sich heimlichen, hoch intensiven Liebschaften hingegeben und zugleich ihre Ehen stabil gehalten. Allerdings konnte sie sich in der Stadt keine so erregende und günstige Situation wie auf der Insel vorstellen, was nur als postumer Schachzug ihrer Mutter zu verstehen war.

Mehrere Wochen lang konnte sie nicht der

Versuchung widerstehen, den Mann zu suchen, der ihr den Frieden geraubt hatte. Sie ging zu den belebtesten Zeiten in dasselbe Restaurant, stets ein paar entfernte Freundinnen im Schlepptau, um ihrem einsamen Streunen alles Zweideutige zu nehmen, und gewöhnte sich daran, jedem Mann, der ihr über den Weg lief, mit dem Verlangen oder der Angst zu begegnen, den ihren zu treffen. Dennoch bedurfte es dann keiner Hilfe, als die Identität des Gesuchten urplötzlich, wie durch eine blendende Explosion, in ihr Gedächtnis platzte. Es war ebenjener ihrer ersten Liebesnacht auf der Insel, der ihr dafür die schändlichen zwanzig Dollar zwischen den Seiten ihres Buches hinterlassen hatte. Sie kam darauf, dass sie ihn nicht hatte erkennen können wegen dieses Schnurrbarts eines Musketiers, den er auf der Insel noch nicht gehabt hatte. Bald war sie Stammgast des Restaurants, in dem sie ihn wiedergesehen hatte, immer einen Zwanzigdollarschein parat, den sie ihm ins Gesicht werfen wollte, allerdings war ihr schon nicht mehr ganz klar, wie sie sich verhalten sollte, denn je tiefer sie ihre Wut auslotete, desto unwichtiger fand sie das üble Souvenir des Mannes und die Missgeschicke auf der Insel.

Als der August nahte, spürte sie genug Kraft, sie selbst zu bleiben. Die Überfahrt mit der Fähre kam ihr wie immer ewig vor, die Insel, von der sie ständig geträumt hatte, erschien ihr lauter und ärmlicher als zuvor, und das Taxi, das sie zu demselben Hotel vom letzten Jahr fuhr, wäre fast in eine Schlucht gestürzt. Das Zimmer, in dem sie glücklich gewesen, war frei, und der Portier vom letzten Mal konnte sich sofort an den Gast, der sie begleitete, erinnern, fand aber in den Aktenordnern keine Spur von ihm. Sie klapperte sehnsüchtig die Orte ab, an denen sie zusammen gewesen waren, und begegnete allerlei Männern, die allein und ziellos waren und durchaus gereicht hätten, ihre Nacht zu lindern, doch keiner schien ihr gut genug, um den zu ersetzen, nachdem es sie jetzt verlangte. Also checkte sie in dem Hotelzimmer des letzten Jahres ein und machte sich aus Angst, in den Regen zu kommen, sogleich zum Friedhof auf.

In kaum erträglicher Unruhe wiederholte sie jeden einzelnen Schritt der jährlichen Routine, um schnell und schmerzlos zur Begegnung mit der Mutter zu gelangen. Dieselbe Blumenfrau wie immer, jedes Jahr ein Stück älter, verwechselte sie zunächst mit einer anderen Kundin und stellte ihr dann wie immer einen Strauß prächtiger Gladiolen zusammen, tat es aber betont lustlos und für fast den doppelten Preis.

Am Grab ihrer Mutter sah sie entsetzt einen ungewohnten Haufen im Regen verfaulter Blumen. Unfähig sich vorzustellen, wer sie dort hingelegt hatte, fragte sie ohne Hintergedanken beim Aufseher nach, und dieser antwortete genauso unbefangen:

»Der Herr, der immer kommt.«

Ihr Erstaunen wurde noch größer, als der Aufseher erklärte, er habe nicht die geringste Ahnung, wer der unbekannte Besucher sein könnte, der an irgendeinem Tag des Jahres kam und das Grab vollständig mit diesen prächtigen, auf einem Armenfriedhof nie gesehenen Blumen bedeckte. Es waren so viele und so kostbare, dass es ihm wehtat, sie vom Grab zu räumen, solange sie noch die kleinste Spur von ihrer natürlichen Pracht bewahrten. Er beschrieb den Besucher als einen rüstigen Mann in seinen Sechzigern, mit schneeigem Haar, dem Schnurrbart eines Senators und einem Stock, den er in einen Schirm verwandeln konnte, wenn er bei Regen versunken vor dem Grab stehen bleiben wollte. Weder hatte er den Herrn etwas gefragt, noch hatte er je jemandem von der Üppigkeit seiner Blumen und seines Trinkgelds erzählt, hatte es auch nicht ihr gegenüber auf ihren vorherigen Besuchen erwähnt, weil er sich sicher war, dass der Herr mit dem magischen Regenschirm zur Familie gehörte.

Sie zügelte ihre Neugier und gab dem Aufseher ein gutes Trinkgeld, wie getroffen von einem Blitz, der vielleicht auf einen Schlag das Geheimnis der häufigen Reisen ihrer Mutter erhellte, die unter dem Vorwand eigener Geschäfte, die niemandem so ganz verständlich waren und die es womöglich nie gegeben hatte, zur Insel fuhr.

Als sie den Friedhof verließ, war Ana Magdalena Bach eine andere Frau. Sie zitterte am ganzen Leib, und der Chauffeur musste ihr beim Einsteigen helfen, da sie ihren Körper nicht unter Kontrolle bekam. Erst jetzt ahnte die Tochter das Rätsel der drei oder gar vier Besuche, die ihre Mutter alljährlich auf die Insel geführt hatten, auch den Grund für ihren entschiedenen Willen, ebendort begraben zu werden, sobald ihr klar war, dass sie an einer bösen Krankheit auf fremdem Boden sterben würde. Erst jetzt ahnte die Tochter auch den Grund für die Fahrten, die ihre Mutter in den sechs Jahren vor ihrem Tod mit derselben Leidenschaft unternommen hatte, wie sie nun die ihren. Sie vermutete, der Grund ihrer Mutter sei auch der ihre, und staunte über die Analogie. Sie war nicht traurig, eher belebt von der Offenbarung, das Wunder ihres Lebens sei, das ihrer toten Mutter fortgeführt zu haben.

Betäubt von den Gefühlen jenes Nachmittags, fuhr Ana Magdalena ohne Ziel und Zweck durch die Vororte der Armen, landete im Zelt eines fahrenden Zauberers, der mit seinem Saxophon die bekannte Melodie erriet, an die sich jemand aus dem Publikum schweigend erinnerte. Ana Magdalena hätte sich nie getraut mitzumachen, doch an jenem Abend fragte sie aus Spaß, wo der Mann ihres Leben stecke, worauf der Zauberer mit treffsicherer Ungenauigkeit antwortete: »Weder so nah, wie du es gern hättest, noch so fern, wie du glaubst.«

Immer noch nicht hergerichtet und mit gesunkenem Mut kehrte sie zurück ins Hotel. Die Terrasse im Freien war voll besetzt mit jungen Leuten, die zu einem jugendlichen Orchester ausgelassen tanzten, und sie gab der Versuchung nach, an der Fröhlichkeit einer glücklichen Generation teilzunehmen. Es gab keinen freien Tisch, aber der Kellner vom Jahr zuvor hatte sie erkannt und brachte schnell einen heran.

Nach der ersten Runde Tanzmusik kam ein anspruchsvolleres Orchester und spielte *Clair de Lune* von Debussy in einer Bolero-Version, und eine prächtige dunkle Frau sang es mit Hingabe. Ana Magdalena war tief gerührt und bestellte sich ihren Gin mit Eis und Soda, das einzige alkoholische Getränk, das sie sich mit ihren fünfzig Jahren weiterhin erlaubte.

Nur eines schien ihr nicht in die Stimmung der Nacht zu passen, und das war das Pärchen am Nachbartisch: er, jung und attraktiv, sie vielleicht etwas älter, aber eine blendende, hoheitsvolle Erscheinung. Augenscheinlich waren sie in einem dumpfen Streit befangen, wechselten heftige Vorwürfe, die aber im Lärm des Festes untergingen. Wenn die Musik nicht spielte, pausierten sie angespannt, um von den Nachbartischen nicht gehört zu werden, nahmen den Streit jedoch beim nächsten Musikstück mit neuem Schwung wieder auf. Eine in jener Niemandswelt so gewöhnliche Episode, dass sie Ana Magdalena nicht einmal als Zirkusnummer interessierte. Doch ihr Herz stockte, als die Frau mit feierlicher Theatralik ihr Glas am Tisch zerbrach und in gerader Linie die Tanzfläche überquerte, bis hin zum Eingang, dabei niemanden ansah, schön und stolz durch die Menge glücklicher Paare schritt, die vor ihr zur Seite rückten. Ana Magdalena begriff, der Streit war zu Ende, sie war aber so diskret, nicht zu dem Mann hinüberzusehen, der unerschüttert auf seinem Platz blieb.

Als die Hauskapelle ihre Stücke für die Jugend beendet hatte, spielte ein noch anspruchsvolleres Orchester auf und stimmte das nostalgische *Siboney* an. Ana Magdalena ließ sich von der Magie der mit Gin gemixten Musik einfangen. Auf einmal, in einer Orchesterpause, traf sie plötzlich den Blick des am Nebentisch verlassenen Mannes. Sie wich ihm nicht aus. Er reagierte mit einer leichten Neigung des Kopfes, und es war ihr, als erlebe sie erneut eine ferne Situation aus ihrer Jugend. Sie war betäubt von einem seltsamen Schauder – als sei es das erste Mal –, und die Wirkung des Gins gab ihr den Mut, der ihr sonst nicht eigen war, um es zu Ende zu führen. Er kam ihr zuvor.

»Dieser Mann ist eine Kanaille.«

Sie war überrascht: »Welcher Mann!?«

»Der, der Sie warten lässt.«

Es gab ihr einen Stich ins Herz, dass er so sprach, als sähe er in ihr Inneres, woraufhin sie ihn mit spöttischem Ton duzte.

»Nach dem, was ich gesehen habe, hat man dir gerade den Laufpass gegeben.«

Er begriff, dass sie den Zwischenfall mit der Frau meinte, die ihn am Tisch allein gelassen hatte. »Das endet immer so, aber ihre Wutanfälle dauern nie lange«, sagte er. Und ging weiter aufs Ziel zu. »Dagegen muss eine Frau wie Sie nicht alleine sein.« Sie hüllte ihn in einen bitteren Blick ein:

»In meinem Alter sind alle Frauen allein.«

»Wenn es danach geht«, sagte er mit neuem Schwung, »ist das hier meine Glücksnacht.«

Er erhob sich mit seinem Glas und setzte sich ohne weitere Umschweife an ihren Tisch, und sie fühlte sich so traurig und allein, dass sie ihn nicht daran hinderte. Er bestellte für sie ein Glas mit ihrem Lieblingsgin, und sie vergaß für einen Moment ihren Kummer und wurde wieder zu der Frau anderer einsamer Nächte. Erneut verdammte sie den Augenblick, in dem sie die Visitenkarte des letzten Mannes zerrissen hatte, und sie spürte, ohne ihn könne sie in dieser Nacht nicht glücklich sein, nicht einmal eine Stunde lang. Also tanzte sie aus bloßer Trägheit, doch der Mann tanzte sehr gut und erreichte damit, dass sie sich besser fühlte.

Als sie nach ein paar Walzern zurück an den Tisch kamen, bemerkte sie, dass sie ihren Zimmerschlüssel nicht hatte, suchte ihn in ihrer Tasche und unter dem Tisch. Da holte er ihn mit der Geste eines Zauberers aus seiner Tasche und rief wie beim Roulette die Zimmernummer aus:

»Die Glücksnummer: dreihundertdreiunddreißig!«

An den Nachbartischen drehte man sich nach ihnen um. Ihr war der vulgäre Scherz unerträglich, und sie streckte ihm die Hand mit einem strengen Blick hin. Er bemerkte seinen Fehler und gab ihr den Schlüssel zurück. Sie nahm ihn schweigend und stand vom Tisch auf.

»Erlauben Sie mir wenigstens, Sie zu begleiten«, flehte er da verstört, »in einer Nacht wie dieser sollte niemand allein sein.«

Er sprang von seinem Stuhl auf, vielleicht, um sich zu verabschieden, vielleicht auch, um sie zu begleiten. Vielleicht wusste er es selbst nicht, aber sie erriet, was er wollte. »Bemüh dich nicht«, sagte sie. Er wirkte bedrückt.

»Denk dir nichts«, beharrte sie. »Mein Sohn hätte mit sieben Jahren auch so etwas gemacht.«

Entschlossen verließ sie den Tisch, aber noch nicht beim Aufzug angelangt, kamen ihr Zweifel, warum sie ausgerechnet in dieser Nacht das

Glück verschmäht hatte, wo sie es doch so sehr brauchte. Sie schlief bei brennendem Licht ein, während sie mit sich selbst darüber diskutierte, ob sie im Bett bleiben oder mit frischem Mut zurück in die Bar gehen und sich ihrem Schicksal stellen sollte. Ein sich wiederholender Albtraum ihrer dunklen Stunden begann sie zu verstören, als sie von einem leichten Klopfen an der Tür geweckt wurde. Das Licht brannte noch, und sie lag bäuchlings auf dem Bett, hatte nicht darauf geachtet, dass sie noch angekleidet war. Sie blieb so liegen, biss in das tränendurchweichte Kissen, um nicht zu fragen, wer da war, bis derjenige, der klopfte, aufgab. Dann machte sie es sich, ohne das Licht auszumachen oder sich zu entkleiden, im Bett bequemer und schlief weinend vor Wut über sich selbst und das Unglück, eine Frau in einer Welt von Männern zu sein, wieder ein.

Sie hatte gerade einmal vier Stunden geschlafen, als sie von der Rezeption geweckt wurde, damit sie nicht die Acht-Uhr-Fähre verpasste. Sie erhob sich mit einem Sprung, den sie in ihren schlechten Inselnächten nicht rechtzeitig geschafft hatte, musste dann aber zwei Stunden auf den Friedhofsaufseher warten, damit der sie über die behördlichen Auflagen für die Exhumierung der sterblichen Überreste ihrer Mutter aufklärte. Erst als sie sicher war, alles zu schaffen, und Mittag vorbei war, rief sie ihren Mann an, log, sie habe die Fähre verpasst, käme aber ganz bestimmt am Nachmittag.

Der Aufseher und ein angeheuerter Totengräber gruben den Sarg aus und öffneten ihn mitleidlos mit dem Gebaren von Jahrmarktszauberern. Ana Magdalena sah sich selbst im offenen Sarg wie in einem Ganzkörperspiegel, das Lächeln gefroren und die Arme über der Brust gekreuzt. Sie sah sich in ihrer Mutter und in ebenderen Alter, sie trug den Kranz und den Schleier vom Tag ihrer Hochzeit, das Diadem aus roten Smaragden und die Eheringe, so wie ihre Mutter es mit ihrem letzten Atemzug festgelegt hatte. Sie sah sie nicht nur so, wie sie im Leben gewesen war, untröstlich traurig, sondern fühlte sich vom Tod aus von ihr gesehen, von ihr geliebt und beweint, bis der Körper in seinen finalen Staub zerfiel und nur das morsche Gerippe übrig blieb, das die Totengräber mit einem Besen abstaubten und unbarmherzig in einen Knochensack stopften.

Zwei Stunden später warf Ana Magdalena einen letzten mitleidigen Blick auf ihre Vergangenheit und sagte auf immer Adieu zu ihren Unbekannten einer Nacht und den vielen, vielen Stunden ihrer Ungewissheiten, die auf der Insel verstreut zurückblieben. Das Meer war ein goldenes Gewässer, das still unter der späten Sonne lag. Um sechs, als ihr Mann sie ins Haus kommen sah, den Knochensack ohne großes Getue hinter sich her schleifend, konnte er seine Überraschung nicht verbergen. »Das ist das, was von meiner Mutter übrig ist«, sagte sie und kam seinem Entsetzen voraus.

»Erschrick nicht«, sagte sie. »Sie versteht es. Mehr noch, ich glaube, sie ist die Einzige, die es bereits verstanden hatte, als sie beschloss, auf der Insel begraben zu werden.«

ENDE

Anmerkung des Herausgebers

Am 18. März 1999 gab es für die Leser von Gabriel García Márquez eine frohe Botschaft: Der kolumbianische Nobelpreisträger arbeitet an einem neuen Buch, das aus fünf eigenständigen Erzählungen mit ein und derselben Hauptfigur besteht: Ana Magdalena Bach. Diese Exklusivnachricht brachte die Journalistin Rosa Mora in der spanischen Zeitung *El País,* zusammen mit einem Abdruck aus der ersten Erzählung des Buches *Wir sehen uns im August.* García Márquez hatte sie ein paar Tage zuvor in der Madrider Casa de América gelesen, wo er mit José Saramago, auch er Nobelpreisträger, an einem Forum über die Kraft der iberoamerikanischen Kunst teilnahm. Statt eine Rede zu halten, überraschte García Márquez die Zuhörer damit, eine erste Fassung des ersten Romankapitels zu lesen, das der Leser jetzt in Händen hält. Rosa Mora schrieb: »*Wir sehen uns im August* wird Teil eines Buches sein, das drei weitere Erzählungen von etwa 150 Seiten umfassen soll; diese hat Gabo schon nahezu fertig, gut möglich aber, dass noch eine vierte hinzukommt, da, wie der Autor erklärt, ihn eine neue Idee nicht loslasse. Der gemeinsame Nenner des Buches sei, dass es um Liebesgeschichten älterer Leute geht.«

Ein paar Jahre später wollte es ein glücklicher Zufall, dass sich mein Lebensweg mit dem von García Márquez kreuzte. Seit meiner frühen Jugend gehörte er zu meinen Lieblingsschriftstellern, und es war die Leidenschaft für seine Werke sowie für die von Rulfo, Borges und Cortázar, die mich über den Atlantik nach Austin, Texas geführt hatte, wo ich an einem Promotionsstudiengang zur lateinamerikanischen Literatur teilnahm. Zurück in Barcelona und nun bereits Lektor bei Random House Mondadori, bat mich im August 2001 Carmen Balcells in ihre sommers fast leere Agentur. Ich sollte mich telefonisch mit García Márquez absprechen, der einen Lektor für seine Memoiren brauchte. Sein angestammter Lektor, mein Freund Claudio López de Lamadrid, war im Urlaub. So begann eine enge Zusammenarbeit bei der Endfassung von *Leben, um davon zu erzählen*. Ich sah ein Manuskript durch, das mich peu à peu über Mail oder Fax erreichte und das ich mit meinen Anmerkungen zurückschickte. Es ging vor allem um die Überprüfung von Daten, und besonders dankbar war er mir für den Hinweis, dass Kafkas *Verwandlung*, deren Lektüre sein erzählerisches Universum verändert hatte, nicht wirklich von Borges übersetzt worden war, wie es die von ihm benutzte argentinische Ausgabe auf dem Cover nahelegte. Obwohl García Márquez im fernen Los Angeles eine Krankheit auskurierte, erlaubte mir dieses Lektorat aus der Distanz, das Handwerk des Schriftstellers mitzuerleben, von der Überarbeitung des Kapitels über den »Bogotazo« bis zu dem glänzenden Einfall, einen einzigen Buchstaben im Titel der Memoiren auszutauschen, um Konflikte mit einem anderen Autor zu vermeiden. Durch einen glücklichen Zufall konnte ich ihn und Mercedes Barcha dann in einem Restaurant in Barcelona persönlich kennenlernen, unsere Beziehung als Autor und Lektor haben wir jedoch erst 2008 wieder aufgenommen.

Im Mai 2003 kehrten Gabriel García Márquez und Mercedes Barcha nach einem langen Aufenthalt in Los Angeles zurück in ihr Haus in Mexiko-Stadt, wo sie von Mónica Alonso, der neuen, eben erst eingestellten persönlichen Sekretärin, empfangen wurden. Ihre Auskünfte sind entscheidend, um die Entstehungsgeschichte von *Wir sehen uns im August* zu rekonstruieren. Laut Mónica Alonso hatte der Autor am 9. Juni 2002 die Durchsicht der letzten Druckfahnen seiner Memoiren beendet, eine Arbeit, bei der ihn Antonio Bolívar als Lektor unterstützte. Nachdem er seinen Schreibtisch von den verschiedenen Fassungen und Notizen zu dem abgegebenen Buch freigeräumt hatte, erreichte ihn die Nachricht, dass seine Mutter an ebendem Tag gestorben war. Mit dieser rätselhaften Koinzidenz schloss sich der Kreis, der zu Anfang der Memoiren mit dem Satz »Meine Mutter bat mich, sie zum Verkauf des Hauses zu begleiten« begonnen hatte. Der Autor hatte kein anstehendes Projekt, als Mónica nach der Durchsicht der Schubladen in seinem Arbeitszimmer eine Mappe mit zwei Manuskripten fand, das eine mit dem Titel *Sie* und das andere mit dem Titel *Wir sehen uns im August*. Von August 2002 bis Juli 2003 arbeitete García Márquez intensiv an *Sie,* ein kurzer Roman, dem er bei der Veröffentlichung 2004 den Titel *Erinnerungen an meine traurigen Huren* gab. Es sollte das letzte fiktionale Buch sein, das er zu Lebzeiten veröffentlichte.

Als aber 2003 ein weiteres Fragment von *Wir sehen uns im August* publiziert wurde, wirkte das wie eine öffentliche Erklärung, dass García Márquez auch mit seinem letzten erzählerischen Projekt vorankam. Das dritte Kapitel des Kurzromans erschien am 19. Mai 2003 unter dem Titel *Die Nacht der Sonnenfinsternis* als bisher unveröffentlichte Erzählung in der kolumbianischen Zeitschrift *Cambio* und ein paar Tage später in *El País*. Laut Mónica Alonso nahm der Autor ab Juli 2003 die intensive Arbeit am Romanmanuskript wieder auf. Bis Ende 2004 entstanden fünf nummerierte Rohfassungen, dazu kamen frühe Kladden und eine Version, die er aus Los Angeles mitgebracht hatte. All diese datierten Fassungen befinden sich im vom Harry Ransom Center der Universität Austin, Texas betreuten Archiv.

Nach der fünften Fassung brach er die Arbeit an dem Roman ab und schickte ein Exemplar an seine Agentin Carmen Balcells. »Manchmal müssen Bücher lagern«, vertraute er Mónica Alonso an. Ein wichtiges Ereignis stand an: der achtzigste Geburtstag und vor vierzig Jahren war *Hundert Jahre Einsamkeit* erschienen, das sollte mit einer Jubiläumsausgabe der »Real Academia Española« gefeiert werden. Die Vorbereitungen hielten ihn auf Trab. Seine Teilnahme an der Eröffnungssitzung am 26.3.2007 war sein letzter großer öffentlicher Auftritt. 2008, im März, ich war inzwischen Verlagsleiter bei Random House Mondadori in Mexiko, nahm ich als Lektor die Beziehung zu García Márquez wieder auf. Im Auftrag von Carmen Balcells sollte ich mit ihm an einer Sammlung seiner Reden arbeiten, die dann zwei Jahre später unter dem Titel *Ich bin nicht hier, um eine Rede zu halten* publiziert wurde. Die häufigen Besuche in seinem Arbeitsbungalow führten zu einem langen Gespräch über die Bücher, Autoren und Themen, um die es in den Redetexten ging.

Im Sommer 2010 teilte mir Carmen Balcells in Barcelona mit, dass García Márquez das Manuskript eines Romans hüte, für den er kein Ende finde, und bat mich, ihn zum Weiterschreiben zu ermuntern. Sie sagte mir, der Roman handele von einer reifen, verheirateten Frau, die eine Insel besucht, auf der ihre Mutter begraben liegt, und dort die Liebe ihres Lebens findet. Zurück in Mexiko, fragte ich García Márquez als Erstes nach dem Roman und zitierte die Worte seiner Agentin. Gabo konstatierte amüsiert, dass seine Heldin nicht die Liebe ihres Lebens findet, sondern bei jedem Besuch einen anderen Liebhaber. Und um mir zu beweisen, dass die Geschichte doch ein Ende hatte, bat er Mónica um die letzte Fassung – wie alle seine Manuskripte in einer deutschen *Leuchtturm*-Mappe – und las mir den letzten Absatz vor, der die Geschichte auf atemberaubende Weise abschloss. Er war sehr heikel mit seinen unvollendeten Arbeiten, erlaubte mir jedoch einige Monate später, ihm drei Kapitel laut vorzulesen. Ich erinnere mich an den Eindruck vollkommener Meisterschaft, mit der hier ein originelles Thema gestaltet wurde, das er in seinem Werk noch nicht behandelt hatte. Und an meinen Wunsch, dass seine Leser den Text eines Tages zu lesen bekämen.

Sein Gedächtnis erlaubte ihm nicht mehr, alle Puzzleteile der Korrekturen seiner letzten Version einzubringen, doch die Durchsicht des Textes war eine Zeitlang für ihn die beste Art, sich an seinem Schreibtisch zu beschäftigen, wo er das machen konnte, was er am liebsten tat: ein Adjektiv hier austauschen, ein Detail dort erwägen. Die fünfte Fassung, datiert 5. Juli 2004, auf deren erste Seite er schrieb: »Großes endgültiges OK. Daten über sie in Kapitel 2. Achtung: möglicherweise Endkapitel/Das beste?«, war eindeutig seine liebste Fassung, und er beschloss mit Mónica, darin einige für frühere Fassungen notierte Vorschläge einzubringen. Zugleich betreute Mónica eine digitale Version, die noch Fragmente anderer Alternativen sowie Szenen, die der Autor früher einmal erwogen hatte, einschloss. Diese beiden Quellen sind die Grundlage der vorliegenden Ausgabe.

Die Beziehung zwischen einem Autor und seinem Lektor ist ein Pakt des Vertrauens, der auf Respekt gründet. Das Privileg, mit García Márquez zusammenzuarbeiten, war eine andauernde Übung in Demut, die sich in meinem Fall direkt auf seine Worte stützte, damals, als Carmen mir den Telefonhörer zu unserem ersten Gespräch übergab: »Ich möchte, dass du so kritisch wie nur möglich bist, denn wenn ich erst mal den Schlusspunkt gesetzt habe, rühre ich den Text nicht mehr an.« Meine Arbeit bei dieser Ausgabe war die eines Restaurators an der Leinwand eines großen Meisters. Ich habe das digitale Dokument, das Mónica Alonso aufgezeichnet hatte, der fünften Fassung, die der Autor als die endgültige ansah, gegenübergestellt und jede seiner handschriftlichen Notizen, jede Mónica Alonso diktierte Anmerkung berücksichtigt, habe jeden Satz, jedes Wort, das getilgt oder verändert wurde, hin und her gewendet, jede Variante am Rand erwogen, um zu entscheiden, ob sie in diese Endfassung aufgenommen werden sollten. Die Aufgabe eines Lektors ist nicht, ein Buch zu verändern, sondern das, was schon auf der Seite steht, stärker zu machen, und genau darin hat meine Lektoratsarbeit im Wesentlichen bestanden. Das beinhaltet unter anderem auch die Überprüfung und Korrektur von Daten, von den Namen der zitierten Musiker und Autoren bis hin zur von ihm geplanten Kohärenz, was das Alter der Protagonistin angeht.

Ich hoffe, dass die Leser von *Wir sehen uns im August* mit mir den Respekt und das Staunen teilen, das ich auch nach Dutzenden von Malen beim Lesen empfand. Es waren Leseerlebnisse, bei denen ich spürte, dass Gabo mir über die Schulter sah, ganz wie auf dem Foto, das Mónica einmal von uns machte, als wir gemeinsam die Druckfahnen des Bandes mit seinen Reden korrigierten.

Mein Dank gilt Rodrigo und Gonzalo García Barcha für das Vertrauen, das sie an jenem Augusttag in mich setzten, als sie mich anriefen und mir ihre Entscheidung mitteilten, *Wir sehen uns im August* solle veröffentlicht und ich der Herausgeber werden. Angesichts der drückenden Last der Verantwortung waren, ihre ermunternde Haltung und ihr Vertrauen während des ganzen Prozesses die größte Belohnung in meinem Verlagsleben. Die Erinnerung an Mercedes Barcha, die eines Tages beschloss, mir nicht nur die Tür des Arbeitsbungalows sondern auch ihr Haus zu öffnen, war mir in diesen Monaten stets gegenwärtig. Mónica Alonsos Loyalität und ihr Engagement für den Autor haben einen wesentlichen Anteil daran, dass der Text uns überkommen ist, und ich danke ihr für die Zeit, die sie mir geschenkt hat, um die Entstehungsgeschichte zu rekonstruieren. Zu Dank sind wir auch dem Team vom Harry Ransom Center der Universität Austin, Texas verpflichtet, wo das Archiv des Autors aufbewahrt wird, für die digitale Reproduktion der Manuskripte des Romans – eine entscheidende Voraussetzung dafür, diese Ausgabe zu einem guten Ende zu führen: Dank an Stephen Enniss, Jim Kuhn, Vivie Behrens, Cassandra Chen, Elizabeth Garver und Alejandra Martínez. Dem bedeutenden Verleger und Freund Gary Fisketjon danke ich für ein Gespräch, mit dem er mir half, meinen Lektornblock zu überwinden. Seine Erfahrung hat mich geleitet, wie auch die unseres so vermissten Cheflektors Sonny Metha, dem es eine Freude gewesen wäre, dieses Buch zu veröffentlichen. Besonderen Dank an meine Frau und unsere Kinder Nicholas und Valerie für ihre Unterstützung in den langen Zeiten, die ich mit dem Roman im Dachgeschoss unseres Hauses eingeschlossen verbracht habe. Schließlich und endlich meine tiefe Dankbarkeit für Gabo, für seine Menschlichkeit, seine Schlichtheit und die Zuneigung, die er jedem zukommen ließ, der sich ihm wie einem Gott näherte und dem er mit seinem Lächeln zeigte, dass er ein Mensch war. Die Erinnerung an ihn war in diesen Monaten der größte Antrieb, hierherzugelangen.

Cristóbal Pera
Februar 2023

Gabriel García Márquez
Leben, um davon zu erzählen

»Nicht, was wir gelebt haben, ist das Leben, sondern das, was wir erinnern und wie wir es erinnern, um davon zu erzählen.« *Gabriel García Márquez*
»Nicht, was wir gelebt haben, ist das Leben, sondern das, was wir erinnern und wie wir es erinnern, um davon zu erzählen.« *Gabriel García Márquez*
Gabriel García Márquez erzählt vom Leben seiner Eltern, denen er in »Die Liebe in den Zeiten der Cholera« ein Denkmal setzte, von der eigenen Kindheit und Jugend. Er erzählt von großer Armut und wilden Liebesabenteuern, von Freunden fürs Leben und der Leidenschaft für die Literatur.

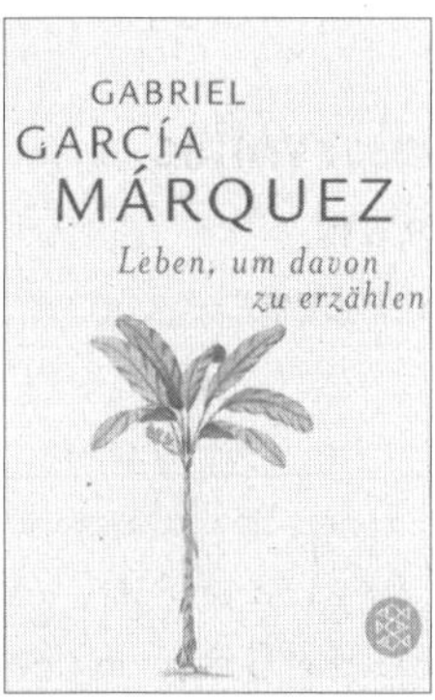

Erinnerungen
608 Seiten, broschiert
978-3-596-16266-6

Weitere Informationen finden Sie auf
www.fischerverlage.de

Jerónimo Tristante

L'affaire de la veuve noire

Un doigt manquant sur le cadavre d'un colonel assassiné ; la dépouille d'un mendiant roux ; une amie de sa femme suspecte dans une affaire d'empoisonnement : tel est le menu de fête de Victor Ross en ce Noël 1838. En remontant la piste de l'assassin du colonel, le célèbre inspecteur madrilène soupçonne des liens étranges qui reliraient ces trois affaires à une série de meurtres commis dans toute l'Europe. Une intuition qui doit devenir certitude.

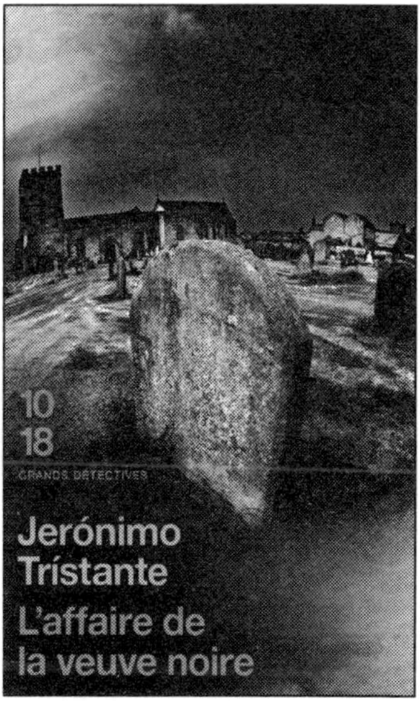

n° 4428 – 7,90 €

GRANDS DÉTECTIVES, DES POLARS HORS LA LOI DU GENRE

Composé par Nord Compo Multimédia
7, rue de Fives, 59650 Villeneuve-d'Ascq

Impression réalisée par

BRODARD & TAUPIN

La Flèche (Sarthe), 63438
N° d'édition : 4368
Dépôt légal : avril 2011

X05207/01

Imprimé en France

Lee Jackson

Les enquêtes de Decimus Webb

Decimus Webb, inspecteur à Scotland Yard, est un détective efficace respecté par ses pairs. Imperturbable, taiseux et fumeur de pipe invétéré, il arpente à vélocipède les rues et boulevards du Londres victorien où, des bas-fonds aux beaux quartiers, fleurissent le malheur, la solitude et le crime. Secondé par son inestimable et bavard collègue, le sergent Bartleby, l'inspecteur Webb pourfend alors les faux-semblants et se lance sur les traces de dangereux hors-la-loi, cachés au cœur de la City chaotique et tentaculaire.

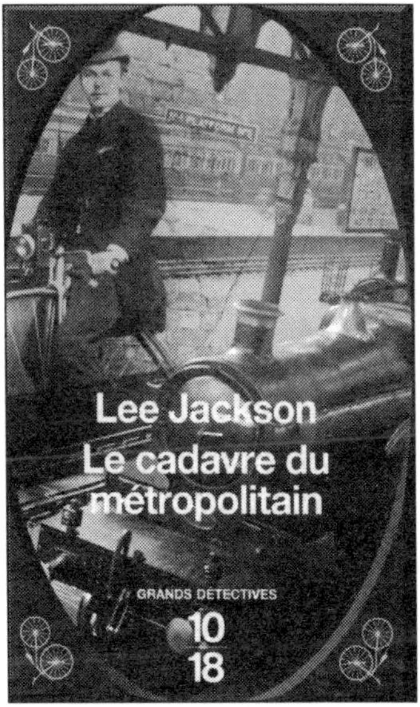

n° 4002 – 7,40 €